肝，好

命就长

张文高 焦明耀/编著

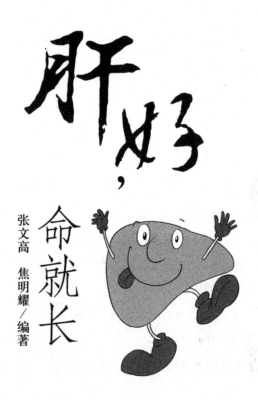

中国纺织出版社 有限公司

丛书编委会（姓氏笔划排序）

图书在版编目（CIP）数据

肝好，命就长 / 张文高，焦明耀编著.--北京：
中国纺织出版社有限公司，2021.4（2024.4重印）

ISBN 978-7-5180-8170-7

Ⅰ.①肝…　Ⅱ.①张…②焦…　Ⅲ.①肝疾病—中西
医结合疗法　Ⅳ.①R575

中国版本图书馆CIP数据核字（2020）第220459号

责任编辑：郑丹妮　国　帅　　责任校对：王蕙莹
责任印制：王艳丽

中国纺织出版社有限公司出版发行

地址：北京市朝阳区百子湾东里A407号楼　邮政编码：100124

销售电话：010—67004422　传真：010—87155801

http://www.c-textilep.com

中国纺织出版社天猫旗舰店

官方微博http://weibo.com/2119887771

北京兰星球彩色印刷有限公司　　　各地新华书店经销

2021年4月第1版　2024年4月第2次印刷

开本：710×1000　1/16　印张：12

字数：165千字　定价：59.80元

凡购本书，如有缺页、倒页、脱页，由本社图书营销中心调换

前／言

人们常说"心肝宝贝"，"心为君主之官"，是人体生命的主宰，是人体的发动机，没有了发动机什么都不能运转了，而肝竟然能与其并肩，可见肝脏对于人体健康多么的重要！

请看，以下是肝脏在我们身体里担任的"职务"：

肝藏血，有调节全身血量、防止出血、促进新鲜血液再生的功能；

肝主疏泄，负责调畅气机、畅达情志、调节人体水液代谢；

肝是人体最重要的代谢器官之一，其分泌胆汁，促进胆汁排泄，帮助脾胃消化；

肝是人体最大的"化学工厂"，吃进去的有毒物质、药物，通过其他途径进入人体的毒素，以及体内代谢产生的毒素、废弃物，都需要肝脏进行解毒；

……

以上"职务"无一不是"要职"，因而一旦肝脏出了毛病，各种健康问题也会接踵而至。例如：

肝血不足：脸色就变得苍白或萎黄，眼睛变干涩呆滞，指甲干枯变形，甚至女性的"老朋友"也失信了；

肝失疏泄：胃痛、胃胀、消化不良、食欲不振等消化系统问题找上门，有

5

时候还会影响到肺气的肃降，出现咳嗽、咽喉肿痛等呼吸系统问题；

肝脏排毒功能减弱：身体里堆积的毒素越来越多，皮肤容易发黄，毒素伤害脏腑还会引发疾病；

肝脏代谢能力减弱：身体里的脂肪来不及分解掉，越来越多，并"围攻"肝脏，最后使肝脏变"胖"，造成脂肪肝；

……

"肝不好，百病生"，所以要想拥有健康的身体，首先要养好护好肝脏。

"胃是喇叭，肝是哑巴"，我们吃多了胃会撑着，吃少了胃会饿着，吃错了胃会疼，肝总是默默工作，兢兢业业，任劳任怨，哪怕受到再大的"委屈"也不吭声，直到发展成肝炎、肝硬化，"伤口"实在藏不住了，才会有症状出现。只是到了这个时候，肝脏已经是"遍体鳞伤"，修复起来很困难，严重的甚至还会危及生命。

中医强调："不治已病治未病。"肝脏如此重要，我们就要想办法呵护好它，让它吃好喝好、休息好，适量运动，以保持活力。我们还可以启用身体里自带的"药库"——经络穴位，帮助肝细胞修复，提高肝脏功能。平时要留意身上的蛛丝马迹，它们有可能是肝脏不舒服时发出的信号，一旦发现它们，该出手时就出手，防微杜渐，把对肝脏的伤害降到最低，把调理肝脏的速度提到最快。不仅如此，我们还要想办法远离那些伤害肝脏的行为，让肝木调达、肝血充盈，这样全身的器官组织才能得到足够的"营养支持"，身体才能保持健康。

"百病源于肝"，肝好身体才好，我们一定要呵护好我们的"心肝宝贝"！

张文高

焦明耀

2020 年 5 月

目／录

第七章

动动手和腿，养肝护肝保活力…165

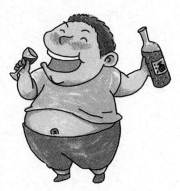

第一章

肝是生命之本，肝好人就好

肝是什么？

有什么功能？

对健康有什么影响？

肝脏是我们的"心肝宝贝"，

可在生活中几乎没有人在意它，

也不了解它，

殊不知肝是生命之本、健康之源，

肝好身体才好，

肝不好全身都容易出现问题。

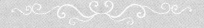

一张图读懂肝

肝是人体的中枢命脉，要想养护好肝，首先应该了解肝，知道肝的位置和功能，明白肝最想要什么，这样才能"知己知彼，百战不殆"。

● 肝的位置

肝在右上腹部，隐藏在右侧横膈膜之下，肋骨深处。肝的体积比较大，大部分位于右季肋部及上腹部，小部分位于左季肋区。肝大部分区域被右肋骨包围，只有很小的部分位于左肋骨旁，一般情况下我们都摸不到自己的肝。如果体检时，肝上界的位置正常，却能在右肋下缘触摸到肝，提示肝可能出了问题，需要引起重视。

● 肝的构造

肝的外形像一个椎形，被镰状韧带分为肝左叶和肝右叶两部分，其中肝左叶小而薄，肝右叶大而厚。肝右叶下方连接着胆囊，胆囊通过胆道与肝保持相通，两者相互作用，又相互配合，可谓亲密无间、肝胆相照。但是如果肝脏出了问题，胆囊也会受到影响，如果胆囊有了病变，肝也会受到波及。

● 中医里的肝系统

中西医里的"肝"含义是不同的：西医中的"肝"单独指肝，而中医里所说的"肝"指的是肝系统。《黄帝内经》里说：肝"在体为筋""其华为爪""开窍为目""在志为怒""在液为泪"，即肝与胆、目、筋、爪等构成肝系统，胆、目、筋、爪等地方健康与否可以反映肝的功能是否正常。

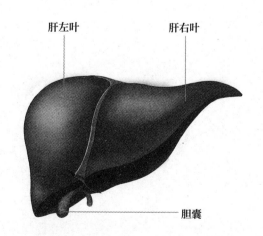

肝左叶　　　肝右叶

胆囊

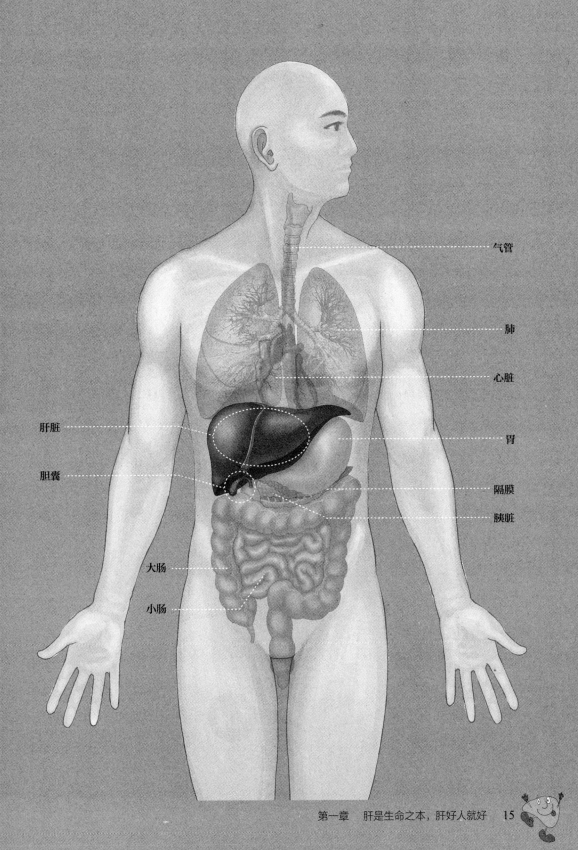

气管

肺

心脏

胃

肝脏

胆囊

隔膜

胰脏

大肠

小肠

肝脏为"生命之本""将军之官"

如果我们的身体是一个国家，肝就好比一个有勇有谋的将军，负责"调兵遣将"，把士兵——"血"，输送到身体的各个部位，帮助身体维持健康和正常功能。所以，肝在人体中的地位非常重要，是我们健康的保护神，是"生命之本"。

● 肝主疏泄：肝气顺，身体才顺

中医认为，肝属木，喜条达而恶抑郁，主疏泄。"疏"即疏导、开通，"泄"指发泄、发散，肝有疏通气机、畅达气血的功能。

肝调畅气机

气机即气的升降出入运动，人体脏腑组织的活动，包括肺的呼吸功能，脾胃对食物的消化、吸收、输布，以及机体的水液代谢等，都离不开气机。而气机又需要肝的疏泄功能来调节。

如果肝的疏泄功能异常，肝气就失去了"约束"，像一匹脱了缰的野马，在身体里乱窜。这股气窜到脾胃，脾失运化、胃不能降浊，我们就会感到腹胀，出现呃逆，吃不下饭；如果窜到肺里，肺失肃降，会让人咳嗽上气，甚至咳血；如果窜到大脑，就会让人头晕、头痛。

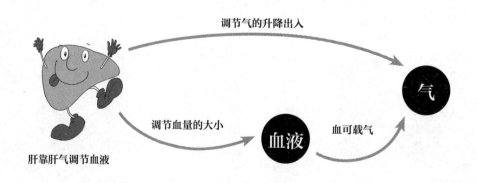

调节气的升降出入

调节血量的大小

血可载气

气

血液

肝靠肝气调节血液

肝调畅情志

人的精神情志活动跟肝的疏泄功能密切相关：肝主疏泄的功能正常，则肝气条达，气血调和，人才能情志舒畅，心情愉悦；肝气不畅，郁结于胸，就会情绪低落，郁闷叹气；肝气升发太过，则容易变得急躁易怒。

人的精神情志活动也会影响到肝的疏泄功能，情绪上的大起大落，过度的紧张、思虑、忧伤、恐惧、恼怒等，都有可能影响肝气的疏泄，导致肝气不舒或肝气上逆，久而久之，可影响到脏腑功能，导致高血压、冠心病、胃溃疡等疾病。

肝促进脾胃消化

唐容川在《血证论·脏腑病机论》中说："木之性主于疏泄，食气入胃，全赖肝木之气以疏泄之，而水谷乃化。"肝主疏泄，可以调畅气机，协助脾胃气机升降，使胃主收纳、脾主运化功能维持正常。如果肝失疏泄，影响到脾之升清，可出现消化不良、腹痛泄泻等肝脾不和的症状；若影响到胃之和降，就会肝气犯胃，出现胃脘胀痛、嗳气、呕吐等不适。

脾胃的消化吸收功能也离不开胆汁的助力。中医认为，"肝合胆""肝之余气，泄于胆，聚而成精"。胆汁是由肝脏微胆管不断分泌而成的，藏于胆囊，再注于肠内参与消化。肝疏泄功能异常，可直接影响到胆汁的分泌，从而影响到小肠的消化，使人产生腹胀、厌食等症状。

肝促进气血运行

中医认为，"气为血帅，血为气母"。血的运行依赖气的推动，气机调畅，血脉经络才能通利。若肝失疏泄，人体气机不畅，会影响到血的运行，引起血瘀。血瘀对女性的影响尤大，可引起痛经、闭经、月经不调等不适，还容易出现黑眼圈、黄褐斑、口唇紫暗等情况。

肝调节水液代谢

人体津液的运行与代谢，主要是由肺、脾、肾等脏腑共同完成，而肝主疏泄，有调畅肺、脾、肾气机，促进肺、脾、肾调节水液代谢的机能。如果肝失疏泄，肝气壅滞，气机不畅，可导致人体水液代谢不畅，出现水肿、小便不利等情况。

肝调节生殖系统功能

女性月经、孕产等特殊的生理活动，都跟肝密切相关——冲为血海，任主胞胎，冲脉、任脉与足厥阴肝经相通，故任冲隶属于肝。肝主疏泄，有调节冲脉、任脉生理活动的功能。肝疏泄如常，任脉、冲脉充盛通利，女性的月经才能像"老朋友"一样，月月如实到访、如期离去，而月经正常是孕育的基础条件。若肝失疏泄，则任脉失于通利，出现月经紊乱、经血少、痛经等问题。

《黄帝内经·灵枢·经脉》中说："肝者，筋之合也；筋者，聚于阴器。"肝在体合筋，阴器是众多筋脉汇聚之处，也就是说阴器的勃起、精液的溢泻与肝息息相关。

肝疏泄得宜，男性适时性欲勃发和泄精；肝疏泄不及，气血不能养筋，则会出现性欲低下、阳痿、早泄；若肝疏泄太过，肝郁化火，则容易使人性欲亢奋、遗精滑精等。

● 肝主藏血：肝血足，气色才好

中医认为，"肝藏血"，为人体之"血海"，对血液有存储和调节的作用。肝藏血的功能好，人体气血充足、运行顺畅，身体才能保持健康。

肝贮藏血液

肝如同"血库"，能够贮藏一定的血液，以濡养脏腑组织器官，维持人体活动所需。如果肝藏血不足，则分布到全身各处的血液不能满足生理活动的需要，就会出现血虚症状，如眼睛干涩昏花、肢体麻木等。女性如果肝血不足，则会导致脸色苍白、月经量少，甚至闭经、不孕等。

肝调节血量

肝为"将军之官"，血相当于它手下的"军队"。当出现紧急情况时，"将军"就会调兵遣将至需要的地方。例如当人在思考时，大脑发出信号，需要更多的血液濡养，于是肝所储藏的血液就会向大脑输布；而当人体在安静休息时，由于身体各部分的活动量减少，对血液的需求也就相应减少，部分血液便会归藏于肝。

肝固护血液

"肝藏血"的"藏"还含有约束、固护之义，即将血液收摄于血脉之中，不使溢出脉外，从而防止出血的功能。如果肝藏血功能失职，血液不循经运行，而是"离经叛道"了，则易导致各种出血，如吐血、鼻出血、咳血，或月经过多、崩漏等。大多数严重肝病患者最后都会出现出血症状，其实就是肝功能严重受损，不能摄束血液了。

● 肝主升发：升降协调，肝好人就好

中医认为，肝木应春，主升发，具有升发阳气以启迪诸脏、调畅气机的作用。肝升发适宜，人体气机升降协调，则气血冲和，五脏安定，身体康健。

肝上输肾中精气

中医认为，肝肾同源，肝脏受肾中精气的滋养濡润和温煦推动，同时肝脏又通过一身阳气的温煦作用，升发输布肾中精气至全身，激发生命活力，推动脏腑功能和机体的生长。

《参西录》中说："盖人之元气，根基于肾、萌芽于肝。否则元气纵存，若无肝之升发，沉寂于肾，亦难葆生命之树长青。"肾如银行，存有大量"财富"，肝如"市场动力"，促使"财富"流通以创造更大的价值。如果没有"市场动力"，"财富"只能"蜗居""银行"而失去生机。

肝是脾气升发的动力

肝气对脾气起升的推动作用，主要体现在以下方面：

一是脾腐熟水谷并将水谷精微运化至全身的功能，需要肾阳的温煦和推动，而肾阳的"活动"依赖于肝的升发。如果肝的"力量"不足，无法把肾阳升发至脾胃，脾胃得不到足够的能量支持，动力也会变弱，使人出现消化不良、食欲不振等症状。

二是脾将其所化生的水谷精微输布至各脏腑组织，也依赖于肝升发之气的推动。

如果把脾比作汽车，肝就像汽油，汽油不够，车就走不远。肝气升发不足，水谷精微还没运送到相应的"地点"就"停车"了，而脏腑组织得不到足够的营养，功能就会受到影响，使人出现各种不适症状。

再来看看脾，脾胃所化生的水谷精微送不出去，都积在脾胃里了，超过一定的量就会让人觉得腹中胀满。人体有一套自我保护机制，当脾胃里的东西太多了，身体就会启动自我保护机制，想法把这些东西排出去。肝升发不足，脾气无法上升，"升"的通道走不通，那只能"下"，让人出现腹泻的问题。

肝协助肺肃降

《临证指南医案》中所说："肝从左而升，肺从右而降，升降得宜，则气机舒展。"生理上，肝气升，人体气机通畅，血行畅通；肺气降，水汽津液下布，浊气下达。肝肺相合，共同维持人体内环境及各脏腑、经络、气血、营卫的阴阳平衡。

肝肺之气的升降又是相互影响的：肺气不降，不仅导致肺失清肃，气机壅滞，出现胸闷、咳喘等症，而且还会影响肝气的升发，致肝气郁结；若肝升发太过，可

致"肝火犯肺"，导致肺降不及，出现咳嗽、咳血等肺气上逆之症。另外，如果肝气不足，升发无力，也可导致肺降失常，使人产生不适。

肝助心脏运行血脉

中医认为，肝主升发，心主血脉，气为血之帅，心血的运行离不开肝气的推动。如果肝气不足，升发无力，心血的运行就会受到影响，时间久了还会影响到心的功能。正如《薛氏医案》中所说："肝气通则心气和，肝气滞则心气乏。"

另外，从功能上看，心位于上焦，属火；脾位于中焦，属土；肾位于下焦，属水。心、肾以脾为枢纽，心火下温肾水，肾水济于心火，而脾气的升降调节离不开肝脏，故而心肾相交也需要依赖于肝气的升发。如果肝气升发无力，或者升发太过，都会影响到心肾的功能。

肝协降六腑浊气

人有五脏六腑，五脏清阳上升，六腑浊气通降，脏腑才平和。如果浊气向上逆行，就会阻碍阳气生发，严重阻碍脏器正常功能的发挥。五脏六腑之中，脾与胃相表里，脾升胃降，需要肝的"一臂之力"。如果肝气不升，会影响脾胃的升清和降浊，升降枢纽失职，就会导致全身之气的升降失调。可见，肝气的升发对五脏六腑的作用是至关重要的。

● 肝主筋：肝好才能筋力强健、运动灵活

中医认为，肝主筋。筋即筋膜，人体全身筋膜的弛张收缩活动与肝有关。

筋好，身体才灵活

筋就是人身体上的韧带、肌腱等部分，它们广泛存在于头面、四肢、躯干等部位，以联结骨节、肌肉，使各组织器官保持一定的形态和体位。在筋的牵拉下，人体的骨头、关节、肌肉才能发挥作用，进行各种活动。因而人体灵活不灵活，与筋有着很大的关系。

肝血充盈，筋才好

《黄帝内经·素问·经脉别论》中

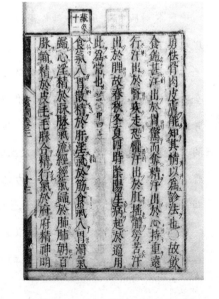

说："食气入胃，散精于肝，淫气于筋。"意思是说，筋（肌腱）的营养来自于肝。肝的气血充盈，筋才能强健，弹性好，身体才能强壮有力、运动灵活。如果肝脏气血不足，筋得不到足够的濡养，就会出现肢体麻木、运动不利、关节活动不灵、腰酸背痛或肢体屈身不利、筋脉拘急、手足震颤、四肢抽搐、抽筋等问题。

筋失濡养，除了使人出现种种不适外，还可给人带来压迫感、沉重感，反过来影响肝对情志的调节功能。如果人思虑过度或经常发怒，会影响到肝的正常功能，而使筋膜得不到濡养，产生各种不适。两者之间是相互联系，相互影响的，一个出现问题，就会"牵一发而动全身"，影响到另一个。

握握拳、搓搓手，拉筋养肝

骨头、关节、肌肉的活动，都依赖于筋的牵引，筋好身体才灵活。手是人体的一部分，手掌上的肌肉、骨关节等通过筋联结，其握力强健与否跟筋的状态息息相关。

肝主筋，手的握力也是肝气强弱的体现。通常肝气畅达、肝血充盈的人，手腕抓握有力。平时只要闲下来，我们都可以通过抓握的动作来拉筋养肝。

方法很简单：双手握拳，中指的指尖缓慢用力按压劳宫穴，几秒钟后缓缓放松，然后再重复抓握；做完握拳的动作后，用一只手的拇指将另一只手手心搓热，然后换另一只手。

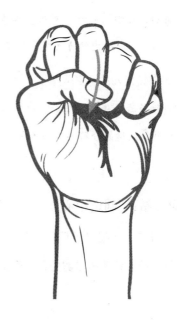

肝脏是人体的"超级工厂"

　　肝脏是人体最复杂最重要的器官之一，它承担了人体最为繁重的工作，每天同步进行数百种化学反应，以满足人体组织生长、修复、代谢与排毒等需求，堪称人体的"超级工厂"。下面，我们一起走进肝脏这座超级工厂。

● 第一站："解毒工厂"

　　肝脏是人体最重要的解毒器官，吃进去的有毒物质，有损肝脏的药物，体内产生的毒物、废物等，都必须依靠肝脏来解毒。那么，肝脏是怎么"解毒"的呢？

肝细胞吞噬毒素

　　在肝静脉窦内皮层，有一群十分"活泼"的细胞，它们具有吞噬作用，胶体颗粒、某些燃料颗粒以及部分细菌等，都是它们的"猎物"。肝门静脉是肠胃和肝脏的"通道"，当肠道中的毒素通过这个"通道"进入肝脏后，吞噬细胞就会对这些毒素进行吞噬，从而使人体内的毒素减少或消失。

通过生物转化方式分解毒素

　　当细菌毒素侵入身体时，肝脏会启动保护机制，制造能分解毒素的各种酶系统，通过生物化学反应（氧化、还原、水解、结合）把毒素分解或转化为水溶性物质，排出体外，使毒素再无法伤害人体了。

通过排泄方式排毒

　　蛋白质被分解后，可产生有毒物质氨。肝细胞可将血液中的氨分离出来，并合成尿素，使之从尿液中排出。另外，肝脏参与胆汁分泌，通过血液进入肝脏中的毒素被肝细胞分解后，所产生的代谢产物随胆汁和尿液排出体外，从而起到排毒的作用。

● 第二站："制造中心"

　　肝脏这个"超级工厂"，除了夜以继日地埋头给人体解毒排毒外，还肩负着生产制造"新产品"的重任。肝脏负责的生产线里，有负责运转脂肪酸的各种血浆蛋白、帮助机体合成激素的胆固醇、维生素D、

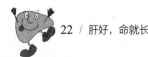

维生素K以及各种帮助消化的物质等产品。其中，最重要的"产品"莫过于胆汁。

肝细胞生成胆汁，由肝内和肝外胆管排泌并储存在胆囊。在我们进食时，胆囊会自动收缩，通过胆囊管和胆总管将胆汁排泄到小肠，以帮助分解脂肪，促进食物的消化吸收。这合中医里"肝之余气，泄于胆，聚而成精"之说不谋而合。

● 第三站："加工厂"

蛋白质、脂肪、碳水化合物、维生素和矿物质等各种营养物质，经过胃肠的初步消化吸收，都会被转运至肝脏。肝脏犹如一个"加工厂"，对这些物质进行代谢分解，例如蛋白质被分解成氨基酸、脂肪"变成"脂肪酸等等。更为奇妙的是，分解的产物又会根据人体的需要，在肝脏重新"组合"成蛋白质、脂肪或其他能量物质。经过肝脏的这一系列"操作"，摄入的营养物质就变成了人体的一部分。如果肝脏生病了，"加工"的能力下降了，人体的营养来源就会不足，各种问题也会接踵而至。

● 第四站："仓储物流中心"

人体内有两条通路固定向肝脏输送血液，一是来自心脏的肝动脉，二是来自小肠的肝门静脉。不论是从哪条通路流向肝脏的血液，都要经过肝脏的"加工"，变成营养物质。这些营养物质，一部分会成为肝脏的营养支持，一部分则随着血液流出肝脏，满足身体其他器官组织的营养需求。如果营养物质出现过剩，或者身体并不急需，肝脏就会化身"仓库"，把这些营养物质进行"回收"，储存起来，当身体需要时再释放。

不仅如此，肝脏还是一个小型的血库（"肝藏血"），必要时为身体提供一部分血液。例如当发生意外情况，血液容量急剧下降，心脏、大脑、肾脏等发出"求救信号"时，肝脏就会紧急"抽调"部分血液到这些部位。

肝脏以一己之力，担任数职，它的重要程度可见一斑。因此，我们需要时刻关注肝脏健康，让肝脏少受损害，肝好身体才好！

五脏是兄弟，肝好五脏安

我们的身体就像一个巨大的花园，心、肝、脾、肺、肾各司其职，共同协作，若有一个偷懒或生病，鲜艳的花儿就会逐渐枯萎、凋谢。肝脏看似独立，其实与其他脏器关系密切，如果肝脏出了问题，其他脏器也会跟着遭殃。

● 肝不好，心不安

中医认为，肝藏血，心主血。肝藏血充足，疏泄有度，气血平和，心的血流量及功能才得以维持正常。如果肝血不足，血液无以流入脉道、滋养心脏，可能会影响到心的功能而导致心律失常等问题。所以当心脏出了问题，不仅要注意心脏的保养，也要从肝上找原因。

生活中常见的心神不宁、失眠多梦、心悸等看起来跟心有关的问题，其实多数需要从肝论治。中医认为，心主神志，肝主疏泄。人的精神、意识和情志活动，都以血液为物质基础。肝血旺盛，疏泄功能正常，气机调畅，则心得血养，精神愉快、心神安宁。如果肝血不足，则肝不能正常疏泄气血，气血失调，肝气升发太多，肝的火气就会上引于心，导致心神不安、失眠多梦、心悸等问题。

当然，心如果出现了问题，亦可影响到肝。肝主藏血，那么血从哪里来呢？肝主疏泄，疏泄的气血怎样才能流向身体其他地方？这些都离不开心对血液的推动作用。心血不足，肝无血可藏，则疏泄失常，又会影响到心的功能，形成恶性循环。

● 肝脏"郁闷"，脾也受罪

中医认为，肝属木，脾属土，木以土为用，而土得木疏土方为用。脾的运化，必须通过肝的疏泄，如果肝出了问题，脾的功能就会受到影响。

肝脾不和影响消化

肝脾都是消化系统中的"大将"，一个疏泄气机，一个负责运化输布水谷精微，两者互相协同配合，以维持人体消化功能的正常运行。

肝主疏泄的功能正常发挥，一能协调

脾胃升降气机，二能促进胆汁分泌，可使脾胃更加有利地进行运化。如果肝气郁结，肝失疏泄，就会横逆犯脾，影响脾之运化，出现精神抑郁、胸闷、两胁胀痛、腹胀、食欲不振、便溏等肝脾不和的症状。

当然，影响是双向的，如果脾的运化功能出了问题，就容易导致水湿内停，最后湿热内生，熏蒸肝胆而导致疏泄失常，使人出现胸胁胀痛、恶心呕吐，甚至黄疸等症。

肝脾不和，气血难好

不仅消化离不开肝脾的协同互用，气血的运行也需要它们精诚合作——肝藏血，可以调节血量；脾生血统血，使血不会乱跑。肝血充足，疏泄有度，才能正常调节血量，脾才能更好地发挥作用。脾气健运，气血生化有源，才能使肝有血可藏。

肝和脾之间，任何一个出了问题，都会影响到全身的气血。例如肝血不足而致疏泄失常，就会影响到脾胃气机的升降，导致各种消化问题，影响气血生化；肝疏泄太过，气血乱窜，也会影响脾统血的功能，脾不统血，血液就会外溢，像月经过多、经期过长等问题，就是肝脾闹脾气的后果；脾气虚弱，气血生化无力，肝不仅无血可藏，可能它得到的气血濡养都不够，不论是哪个脏器，"动力"不足都容易出问题。

● 肝不好，肺也难受

从表面上看，肝肺是独立的脏器，各管一条线，肝主要调整全身之血，肺主要调整全身之气。其实不然，全身气血的运行需要它们的协同作用——肺调节全身之气的功能，需要血的濡养；肝向各脏腑组织输送血液，需要气的推动。如果肝血不足，调节到肺的血液不够，肺失濡养，可导致胸闷、气短、呼吸不利等问题。

《黄帝内经》中说："肝生于左，肺藏于右。"肝在膈下，其气升发；肺在膈上，其气肃降。肝从左而升，肺从右而降，升降得宜，则气机舒展，气血津液运行畅达。如果肝气升发太多，气火循着经络上逆犯肺，可影响肺气肃降，导致胸胁胀痛、咳喘等问题。

肝不好，肺受罪，同样肺出了问题，也会反过来影响肝的功能——肺失肃降，燥热下行及肝，影响肝的疏泄功能，可导致胸胁隐痛胀满、头晕头痛、面色潮红、眼睛肿痛等问题；肺气虚弱，也会影响肝的调整和疏泄功能，使人出现四肢乏力、情绪抑郁等问题。

● 肝气虚，肾也虚

中医认为，肝肾同源，精血互生。肝血依赖于肾精的滋养生化，肾精离不开肝血化精的不断补充。所以肝肾之间可以说是"一荣俱荣，一损俱损"。尤其是肝血充盈与否，对肾的影响尤为重要——肝血充足，肾精生化有源，肾气就足；肝血不足，或者肝血瘀滞，肾精生化无源，肾气就虚。

如果肾阴不足，肝失滋养，可导致肝阳偏亢，使人变得脾气暴躁，还可导致胸胁疼痛、眼睛肿痛、眩晕耳鸣、失眠多梦等症。肝阳亢盛，时间久了又反过来影响肾，加重肾阴虚损，导致腰膝酸软、尿浊、水肿等症。

● 肝胆相照，肝不好胆也受影响

肝处于人体腹腔右上部，胆囊位于肝下胆囊窝内，依附于肝。中医认为，肝和胆在五行均属木，经脉又互相络属，构成表里关系。它们在生理功能方面的"牵扯"主要体现在以下方面：

一、肝胆协同助消化

肝主疏泄，有分泌胆汁的功能；胆主通降，是胆汁的"仓库"，负责贮藏、排泄胆汁。胆汁之所以能正常发挥作用，要依靠肝的疏泄功能，如果肝失疏泄，就会影响胆汁的正常分泌、贮存和排泄，对胆道不利；反之，胆道受阻，胆汁排泄不畅，也会影响到肝的疏泄功能。

二、肝胆互用情志畅达

中医认为："胆附于肝，相为表里，肝气虽强，非胆不断，肝胆相济，勇敢乃成。"肝调畅情志，胆主决断，肝胆互用，彼此协调，我们的"胆色"才会"壮"。经常生气发怒，伤害的不止肝脏，还有与之密切相连的胆。

肝胆相互影响，一方有问题，另一方也不能幸免，这就是中医里所说的"肝胆同病"。从生理上看，进入肝脏的细菌和病毒，如果不能被消灭，就可能会顺着肝胆管进入胆囊之中，这也是为什么病毒性肝炎常和病毒性胆囊炎一起出现的原因。再如肝胆湿热，疏泄不利，不仅导致胆汁外溢，使人出现黄疸、口苦等症状，还会有胸胁胀痛、精神抑郁等肝气郁结的表现。

肝脏分泌胆汁 → 胆汁进入胆道系统 → 胆囊浓缩、储存胆汁 →

进食后，胆囊将胆汁排入十二指肠以帮助消化

第二章

自我体检，肝脏问题早发现

我们的身体很"敏感"，

当肝脏出现异常异常时，

就会发出"运转异常"的信号，

留下"蛛丝马迹"。

我们需要留心身体上的异常表现，

及时了解肝脏的情况，

及早发现肝脏问题，

防患于未然。

眼睛干涩、模糊：多是肝血不足惹的祸

中医认为："肝开窍于目。"意思是肝的精气通于目窍，肝脏的好坏决定了视力的强弱。所以，眼睛不仅是心灵的窗户，也被视为反映肝脏问题的窗口，眼睛干涩、视力模糊等眼部问题，都是肝脏功能的折射。

眼睛需要肝血的滋养

眼睛和肝，一个在面部，一个在腹部，看起来毫无关联，其实两者关系甚密——肝经从脚开始，沿下肢内侧上行到腹部，再由脉络进一步和眼睛联系起来。深藏于腹部的肝脏，通过经络通道，将血液源源不断地输送至眼睛，使其得到滋养，得到充分滋养的眼睛才会顾盼生辉、灵活有神。

如果肝血不足，或者肝功能出现了问题，调配给眼睛的血液不足，我们的眼睛失去滋养，就会出现眼睛干涩、看不清东西、夜盲等状况。也就是说，眼睛不好，很可能是肝脏出了问题。

过度用眼伤害肝脏

肝的经脉上联于目系，只有肝血循着肝经上注于目，眼睛才能发挥正常的视觉功能。如果长时间看书、写字、看电脑屏幕、看电视、玩手机等，眼睛一直在"加班"，身体为维持眼睛的正常功能，就会让肝脏不断调配大量的血液输送至眼部，久而久之会使肝血过度消耗而引起肝血不足。肝血不足，肝失所养，又会影响到眼睛的健康。

生活中要注意护肝护眼

在平日的生活中，我们要学会保护眼睛，多吃补益气血的食物，如动物肝脏、牛肉、荠菜、菠菜等，还可以用枸杞子、菊花泡茶喝，以清肝明目。

同时，还要避免过度用眼，最好是用眼三十分钟之后就适当休息，远眺或按摩以缓解眼部疲劳。在我们的眼睛周围，有睛明穴、攒竹穴、鱼腰穴、丝竹空穴、太阳穴、承泣穴等穴位，可以按压这些穴位，每个穴位按压5秒钟，力度以感觉酸胀为宜，重复3~4遍，有促进眼部血液循环、放松眼部肌肉、缓解疲劳的作用。

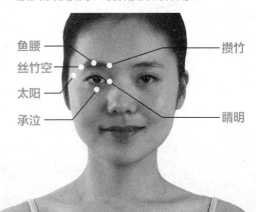

目赤肿痛、眼底出血：可能是肝火过盛

中医里有"肝主目"之说，肝脏有了问题，会在眼睛留下痕迹，如眼睛发红、肿痛、眼底出血等。因而我们平时不仅要注意眼部的护理，也要注意肝脏的调养，治标又治本。

目赤肿痛，从肝上找问题

日常生活中，我们有时会觉得眼睛发红、有些肿痛，这就是目赤肿痛。一般情况下，排除器质性病变，目赤肿痛多是由于肝火过盛所致。

如果经常生闷气或发脾气，可影响人体气机升降，导致肝气郁结，时间久了郁而化火，火又可随肝经上行至头面部。眼睛是人体最为娇弱的部位之一，最需要血的滋养，但循着肝经上来的却是"火"，被"火"那么"一熏"，能不发红、肿痛吗？

肝火过旺，小心出血

肝火太过于旺盛，不单肝火上炎导致眼睛发红、肿痛这么简单，还有可能导致眼底出血。

中医认为，人动则血运于诸经，人静则血归于肝脏。当我们在进行思考、吃饭、工作、运动等活动时，身体就会向肝脏这个大血库发出信号，肝脏就会释放出大量的血液至身体各脏腑器官，以支撑人体的正常活动；当活动量减少或进入休息状态时，血液就会流回肝脏。但是，如果肝火过旺，会逼迫血液妄行，不循经脉运行而从血管溢出，血液就会沉淀在脏腑组织中，出现眼底出血等异常现象。

肝藏血，是血液的"仓库"。"仓库"满了，就需要释放一部分库存，才有空间接纳新的血液。但是，如果肝火过旺，会影响到肝调节血量的功能。要知道肝区域就这么大，如果只存储，却不调节出去，就会导致库存过于充足，当库存超出"仓库"的承受能力，就会引起"血库"的崩溃，导致出血问题。

当眼睛红肿、疼痛，或者出现眼底出血问题时，要及时排查器质性病因，同时还要清热止血，白茅根、槐花、地榆、生地黄等药物，以及芹菜、菊花等食物，都是不错的选择。

脸色蜡黄、暗沉：怕是肝出了问题

对于女性而言，"面子"问题绝对是头等大事，脸色发黄、暗沉更是美丽的大敌，于是各种面膜、美白产品齐上阵。其实"面子"出了问题，是肝脏在抗议，此时不仅要注意表面上的护理，更要从根本上进行调理。

脸色发黄，可能是气血出了问题

肝是"人体的血库"，有藏血、调节血流量的作用。肝血充盈，面部得到足够的滋养，皮肤自然红润有光泽。肝藏血不是特别充足时，面部得不到足够的滋养，脸色会变得蜡黄、黯淡无光。就像花儿一样，有了足够的养分和水分，才能越开越艳，如果缺乏养分和水分，花儿很快就会枯萎了。

中医认为，脸色发黄跟脾胃虚弱也有很大的关系。其实，归根结底在于肝。脾胃是气血生化之源，而肝的功能出现了异常，亦可影响脾胃的消化吸收，使气血生化不足，从而影响到面部皮肤。

压力大、熬夜，皮肤更敏感

现代社会竞争压力大，工作紧张，容易出现焦虑、抑郁的情绪。这些负面情绪可致肝气受到压抑，得不到舒展，很容易造成肝气郁结。肝气郁结又可影响气血的运行，使气血瘀滞，无法输布至脸部，从而造成面色发黄。

经常熬夜也是伤肝伤"面子"的"凶手"。各器官组织经过一天的"工作"后，已经很疲惫了，在夜间需要休息。但是，熬夜使它们不得不强打精神继续"加班"，而身体为了让它们维持正常的功能，需要肝脏调配更多的血液以提供支持，久而久之肝血过度耗损，可导致肝血不足，面部失养，让皮肤变得蜡黄、暗沉。

经常生闷气，"面子"难美丽

经常生闷气的人，"面子"也难美丽。肝经从足部行至头部，面部是必经之地。经常生闷气容易肝气郁结，使肝经不通、血液运行不畅。气血无法运行至面部，皮肤得不到足够的滋养，脸色也会慢慢变黄。

肝功能受损，皮肤暗黄无光

肝脏是人体最重要的解毒器官，如果肝功能出现了问题，毒素就会在身体里堆积，影响气血的运行。气血运行不畅，面部得不到足够的滋养，皮肤自然会变得暗黄无光。

口干口苦：是肝在向你诉苦

一说到口干口苦，每个人都有自己的见解："天气太干燥了吧""是不是上火了？得吃点儿清热的东西""胃里太热了，得祛胃火"……口干口苦到底是什么原因引起的呢？

如果口干口苦持续的时间比较短，不是连续性的，而且喝水之后能得到缓解，这多跟气候太干燥了有关系。但是，如果口干口苦持续的时间比较长，甚至一整天都有这样的味道，即使喝蜂蜜水、柠檬水也无法改善，尤其是长期精神压力大、生活不规律、饮食无节制、经常熬夜加班的人，更是觉得"苦不堪言"。这种情况，可能是肝脏在"诉苦"，需要引起注意。

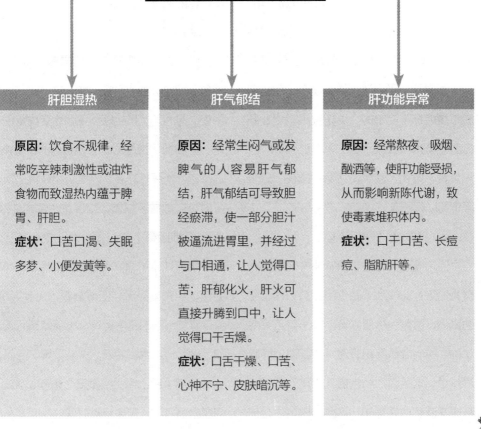

导致口干口苦的 3 种肝脏问题

肝胆湿热

原因：饮食不规律，经常吃辛辣刺激性或油炸食物而致湿热内蕴于脾胃、肝胆。

症状：口苦口渴、失眠多梦、小便发黄等。

肝气郁结

原因：经常生闷气或发脾气的人容易肝气郁结，肝气郁结可导致胆经瘀滞，使一部分胆汁被逼流进胃里，并经过与口相通，让人觉得口苦；肝郁化火，肝火可直接升腾到口中，让人觉得口干舌燥。

症状：口舌干燥、口苦、心神不宁、皮肤暗沉等。

肝功能异常

原因：经常熬夜、吸烟、酗酒等，使肝功能受损，从而影响新陈代谢，致使毒素堆积体内。

症状：口干口苦、长痘痘、脂肪肝等。

指（趾）甲易断：提示你肝血不足了

中医认为："肝者……其华在爪。"意思是肝脏内在的光华都会在指（趾）甲上有所表现。也就是说，肝脏的健康状态、肝血的盛衰等，都会在指（趾）甲上"写"下来。

指（趾）甲干枯、易断裂，可能是肝血不足

《黄帝内经》中说："肝之合筋也，其荣爪也。"指（趾）甲是筋延伸到体外的部分，它和筋一样都需要肝血的滋养。肝血就是滋养指（趾）甲的"水"。如果肝血充足，筋膜得到足够的滋养，指（趾）甲也就能保持坚韧明亮、光滑红润。如果肝血不足，筋膜缺少足够的养分，指（趾）甲也就会变干，周围出现毛刺，或者变脆、容易断裂。

要想让指甲平滑光洁，美甲、用指甲油都是治标不治本的，寻根究底，要补肝血颐养筋膜、指（趾）甲。平时可多吃木耳、鸡蛋黄、肉类、菠菜、葡萄、樱桃、黑米等食物以养肝血。

指（趾）甲发黄，肝胆有湿热

经常喝酒、吃肥甘厚味或辛辣刺激性食物的人，如果指（趾）甲变黄，伴有胁肋胀痛、腹胀、小便赤黄、口干口苦等症状的，说明湿热蕴积肝胆，需要清理肝胆湿热了。这是因为经常摄入酒精、肥甘厚味或辛辣刺激性食物，可致湿邪内生，郁久化热而阻遏肝胆疏泄，使胆汁外溢，从而造成指（趾）甲发黄。

肝胆湿热的人除在医生的指导下用药外，应清淡饮食，尽量不吃肥甘厚味或刺激性食物，平时可适当吃黄花菜、梨、荸荠等清热利湿的食物，也可以用菊花泡茶喝，也能清湿热、利肝胆。

指（趾）甲变紫，肝气不舒的表现

指（趾）甲需要肝血的滋养，若肝气不舒，气血循环不畅，瘀堵在指（趾）甲处，时间久了指（趾）甲就会变成紫色。这时，需要保持好心情，疏肝理气，以畅达情志，使肝气舒展，疏泄功能恢复正常。平时可以做做手指操，以促进手部的血液循环，气血顺畅了，指（趾）甲自然就美了。

需要注意的是，肝出现了问题，不仅会使指甲失去光泽，变得难看，还会影响身体脏腑组织的正常运行，出现健康问题，如手脚颤抖麻木、抽筋、关节炎等。因而，一旦从指（趾）甲上"截获"肝可能出现问题的信息，一定要及时调理或就医。

四肢无力：可能是肝血不足或肝气虚

说到身体疲乏、四肢无力，很多人会认为脾虚是"元凶"。因为脾是气血生化之源，主肌肉四肢，脾虚则气血生化无力，肌肉四肢养分不够，就容易疲劳、四肢乏力。

脾虚阴气的四肢无力，一般通过增加睡眠、改变饮食习惯、适量运动等调理就能有效缓解。而有的人长期觉得四肢无力、软绵绵的，"懒"得动弹，精神很疲惫，动不动就想睡觉，那很可能就是肝出了问题。

肝血不足，四指酸懒

中医认为："足受血才能步，掌受血而能握，指受血而能摄。"手、足的正常功能和运动，都离不开血的滋养。

那么，血从哪里来呢？肝藏血，有调节血量的作用。当我们的手、足在活动时，肝脏就会从"库房"里抽调血液，输送至手、足。有了足够的"动力"，手、足才有力量。

另外，肝主筋，我们的手脚能自由旋转、收缩拉伸，依赖于筋和肌肉的配合。而筋最喜欢肝血的濡养，肝血充足，筋才能持续为人体的四肢运动提供支持。如果长期肝血不足，筋失所养，四肢活动需要的支持不够，就会出现四肢酸懒，没有力气。

肝气虚，四肢没有力气

四肢酸软无力可能是肝血不足的信号，也有可能是肝气虚的表现。

中医认为，气为血之帅，气能行血，是血液运行的动力。肝血充盈的人，只有肝气充足，血液才能顺利地被输送至四肢，人的手、足活动才能灵活正常。

如果肝气虚弱，无力行血，导致血行不畅，无法营养四肢，就会影响到四肢的活动，使人觉得四肢无力。可见，光肝血充盈还不够，还需要肝气健运。如果肝气虚弱，不能将血液顺利输送至人体器官，也会影响到器官的正常运作。

肝血不足或肝气虚对身体的影响并非只有四肢无力这一项，还有可能影响脾胃消化功能、眼部健康、皮肤状况等。当发现自己的身体出现异常信号时，一定要重视。

关节酸痛、经常抽筋：不只是缺钙，还缺血

人上了年纪，什么毛病都容易找上门来：爬两步楼梯就关节酸痛，没有力气；颈椎病、肩周炎折磨得人抬不起胳膊，低不下头；跟老伙伴们一起调个广场舞，都能让人腿抽筋……很多人遇到这些情况，第一时间会想到："是不是缺钙了？"于是各种食疗、药物一起上。其实，除了补钙，关节酸痛、经常抽筋还与肝有关，还要养肝护肝，补充肝血。

肝血虚，筋腱容易出问题

中医认为："七八，肝气衰，筋不能动。"意思是人到了五十多岁以后，肝气开始衰微，筋腱失去了足够的肝血滋养而使人的运动能力也逐渐下降了。筋腱即筋、肌腱，它们有一个很重要的作用，就是连接、固定骨骼。它们充满弹性，才能带动人体关节、肌肉运动，人才灵活。如果筋腱失去了弹性，就会变得僵硬，当人体运动超出它的承受范围，或者是突然改变姿势，都有可能导致筋不能动，出现腰酸背痛、抽筋、颈椎病等问题。

合理调养，肝好筋就强健

筋腱怎样才能保持弹性呢？中医认为，肝藏血、主筋。肝脏是人体的血库，肝血具有濡养全身筋膜的功效。只有肝血充盈，身体筋腱获得充足的滋养，我们的关节、四肢才会强壮有力、行动灵活。所以要强壮筋骨，既要补钙，更要补肝。

日常生活中，可以多吃绿色蔬菜养肝排毒，还可以常吃枸杞子、菊花等清养肝的食物；要控制好情绪，避免抑郁、愤怒、焦躁等情绪；要劳逸结合，避免熬夜，因为过度劳累及肝脏不能得到休息是导致肝功能出现异常的主要原因之一；适量的运动和锻炼，能使筋腱变得强健，还能促进血液循环，延缓肝脏的衰老。

中医提示

运动强度过大、运动姿势不当等，都有可能造成关节酸痛、抽筋等情况。所以运动前要做好热身运动，运动时要保障姿势正确，避免给身体造成一些不必要的损伤。

血压过高：多半是肝阳上亢在作怪

控制高血压，保持血压稳定，需要长期服用降压药物，药物又需要肝肾代谢，这在无形中又加重了肝肾的负担，使肝肾功能受到不同程度的损害。其实，高血压与肝的"渊源"不光是药物的联系，高血压的发生很多时候可能是肝的问题。

肝阳上亢：血压波动的诱因

中医把高血压都归属于眩晕、头痛的范畴。中医认为："诸风掉眩，皆属于肝。"意思是各种原因引起的眩晕（高血压），都是由肝风内动引起的。风，一向游走不定，没有方向、没有规律。肝风也一样，失去了制约，就会像风一样在身体里流蹿，蹿到手、脚部位，人就会觉得四肢麻木、屈伸不利；蹿到五脏六腑，阻碍了肝经气机的正常运行，使气血聚集于头部，导致头部压力增大而出现高血压，让人头晕目眩、头昏脑涨、视物昏花，甚至昏迷、休克等。

肝风为什么会乱蹿呢？这要从肝阳、肝阴的关系说起。肝藏血，主疏泄；藏血为阴，疏泄为阳。肝血充足，疏泄有度，阴阳相对平衡，是维持肝脏正常生理功能的基础。如果肝肾阴液、精血亏虚，血不养筋，肝阴不能制约肝阳，就会出现疏泄过度、肝阳相对偏盛而浮动上亢，久而久之则导致肝风内动。

另外，肝阳上亢还跟肝气郁结有关。肝主疏泄，有调畅人体气机的作用。人心情舒畅，则肝气条达，气机通畅；反之经常生闷气、发怒、紧张、焦虑，都可导致肝气郁结，久郁不解则肝火上炎，火邪耗伤津液，进而可致阴虚阳亢、肝风内动之症。

平稳血压，养肝为先

平时要注意养护肝脏，清淡饮食，营养均衡，多喝水，坚持、按时服用降压药物，以保证血压稳定，免受"风症"之苦。

肝的健康状况与情绪息息相关，所以防治高血压，需要保持心情愉快。遇到不顺心的事情时，要合理地宣泄情绪，可以听听音乐、看书、向亲朋倾听等，以舒解心情，避免情绪大起大落。

另外，适当增加体育锻炼，多到户外呼吸新鲜空气，以增强免疫力。免疫力提高了，人也不容易生病，少生病就不用吃太多药，这样能减少药物对肝脏的伤害。

特别爱发怒：是肝火太亢盛

如果以前脾气比较不错，近期却变得爱发脾气，一言不合就烦躁、发怒，排除激素类疾病和器质性病变，很有可能是肝火太亢盛引起的。

肝为什么总爱上火

肝脏是身体里负责排毒的器官，所有外来的毒素和代谢后产生的废弃物都需要肝脏来分解处理。平时我们吃的食物比较杂，如果不注意饮食，就很容易造成肝脏过劳，肝血耗损过大。肝血属于阴性的，有滋润肝脏、制约肝阳的作用。如果肝血耗损大，肝阳失去制约，就容易导致上火。

为什么肝火亢盛的人爱发怒

火有两个特点：一是能使水分挥发，也就是火会消耗水分；二是火会让人觉得热。烤火时我们会发现一个有趣的现象：火力够猛时，人就会觉得热，会出汗，同时也感觉口干、口渴，如果喝水不及时就会觉得很烦躁。肝火和情绪的关系即是如此。

如果肝脏里的火气很亢盛，火邪耗损肝血而致疏泄失常，影响肝气的升发，使肝气郁结于胸，让人觉得胸闷、透不过气来。身体上的不适很容易让人变得焦虑、暴躁、爱发脾气。所以肝火亢盛的人，通常脾气也比较急躁。

爱发怒让肝火更亢盛

不仅"肝火"容易让人动怒，发怒还会火上加油，让"肝火"烧得更旺。这是因为经常发怒，各脏腑器官都处于一种亢奋的状态，这会消耗更多的肝血、津液。肝血、津液相当于肝脏的水分，水分不够了，就灭不了火，而火会越烧越旺。

另外，肝脏内分布着丰富的交感神经，经常发怒会使这些交感神经处于兴奋状态，从而影响到肝细胞的供血，阻碍肝细胞的修复和再生。肝细胞是肝脏的基本组成部分，肝细胞都出问题了，肝脏能好吗？

肝属木，喜条达。经常发怒的人，应培养乐观、开朗、宽容、放松的健康行为模式和心态，科学地调整情绪，以减少火气的形成，保护好肝脏。平时可以适当吃一些有助于清肝火的食物，如荠菜、丝瓜、黄瓜等，都有利于疏肝气、清肝火，也可以用菊花泡茶，清肝泻火的效果很好。

第三章

小细节大健康，细微中护好肝

肝脏是人体中一个非常重要的器官，

它身兼数职，负责消化、吸收、转化、排毒等多项工作，

而且即使"工作"再苦再累，也绝不抱怨，

依旧兢兢业业、尽职尽责地运作。

所以，我们要避免不良生活习惯和行为对它的伤害，

尽可能地爱护、保护好这样一个对我们非常重要的"沉默器官"。

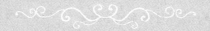

吸烟伤肺伤肝，养肝护肝戒烟很关键

吸烟有害健康，这是每个人都知道的事，但许多人认为吸烟只对口腔、咽喉、肺脏有害，其实不然，吸烟也会伤肝。

● 吸烟、二手烟对肺、肝的影响

烟草含有尼古丁、焦油、一氧化碳、芳香化合物等有毒物质，点燃后形成的烟雾中更是含有刺激性和细胞毒性物质。这些有毒物质是伤害肝肺的重要元凶。

吸烟是肺部疾病的主要元凶

吸烟时，香烟中的一些有毒物质可顺着气管向下蔓延，直达肺部。虽然肺部有一套清除吸入微粒的机制，但吸烟时进入肺部的有害物质已经大大超出了它的清理能力，严重超负荷，无法被清除掉的有害物质就会吸附在肺部，长期沉淀会破坏肺部绒毛，使黏液分泌增加，肺部细胞发生异常增生，进而导致肺部发生病变，出现支气管炎、慢阻肺、急性呼吸系统感染等肺部疾病。

长期吸烟，肝脏也受伤

肝脏是人体主要的解毒器官，吸烟时吸入的有毒物质，按照"流程"，要进入肝脏进行代谢，这样就加重了肝脏的负担。一台机器长时间不停运转，得不到休息和修复，很容易磨损，更何况是身兼数职的肝脏？肝脏总是在跟香烟中的有毒物质进行"战斗"，顾不上脂质代谢，令血中脂肪增加，使高密度脂蛋白减少，低密度脂蛋白增加，这又是健康的一大隐患。

对于肝功能不好或患有肝病的人来说，吸烟是养好肝、治好肝病的"拦路虎"，因为烟草、烟雾中的有毒物质会阻碍肝脏功能的修复。例如尼古丁可引起血管痉挛，使血液的黏稠度增加，影响肝脏的供血供氧，还可加重肝脏炎症和纤维化；一氧化碳会阻碍血红蛋白与氧的结合，影响肝脏的供血供氧等。

二手烟危害更大

二手烟是我们经常接触到的污染源。香烟点燃时产生的烟雾，以及吸烟者吸烟时呼出的烟雾，都含有大量的刺激性物质和有毒颗粒，在吸烟者停止吸烟后，这些有害成分仍可在空气中停留数小时，被其他非吸烟人士吸进体内，对他们的眼、鼻和咽喉造成刺激，对肝、肺等器官造成伤害。不仅如此，烟雾的有害成分还有可能和空气中的衰变产物混合在一起，对人体产生更大的危害。所以，二手烟的危害不容小觑。

人体是一个复杂的机器，各脏腑组织就是这台机器的"零件"，一起协同作用，共同维护人体这台机器的正常运作。任何一个"零件"出了问题，都有可能累及周边的"零件"。吸烟对人体的伤害，不仅只有肺、肝，还有心、肾等脏腑。所以，为了身体健康，戒烟迫在眉睫。

● 如何科学有效地戒烟

对于吸烟的人来讲，如何戒烟是一个很难解决的问题。戒了没几天，烟瘾一犯，或者别人给递烟，就又重新吸上了。那么，如何科学有效地戒烟呢？

第一步，下定决心戒烟

尼古丁很容易让人上瘾，要戒断就必须下定决心。给自己一个戒烟的理由，当戒烟的过程变得艰难时，仍有一个重要的理由支持自己继续戒烟。

第二步，做好戒烟准备

戒烟时，可能会出现焦虑、失落、头痛、紧张或疲惫、胃口变大、体重增加和注意力不集中等尼古丁戒断症状，所以戒烟之前要做好应对这些症状的准备。

第三步，制定戒烟计划

◎选择合适的戒烟方式，如减少用量或放慢频率，如每天少吸几根烟，拉长两根烟之间的时间。

◎选好实施计划的日子，建议2周内，这样既有足够的时间做准备，又不会有很大压力。

◎制定近期的戒烟目标，例如戒烟第一周吸烟的量控制在多少根以内，逐渐提高戒烟要求。

第五步，坚持不吸烟

刚开始戒烟时，可能会很难熬，尽量坚持不吸烟。如果扛不住了，向烟瘾妥协了，也不要气馁，更不要给自己太大的压力。戒烟是一个漫长艰难的过程，要做好打持久战的准备。

第六步，寻求专业帮助

通过自己的力量戒烟，但情况还是反反复复，不妨咨询医生，寻求专业帮助。

第四步，戒烟前夕的准备

◎准备一份记录表，记录每天吸烟的时间和次数。

◎寻求亲朋的支持，告诉他们你的目标，要求他们不要在你附近抽烟或给你递烟，在你烟瘾发作时监督鼓励你。

◎准备好替代物，例如想吸烟时嚼嚼口香糖、吃一些低热量的零食，或者运动、散步、做家务等。

● 如何防范吸入二手烟

对于不吸烟的人来说，被动吸入二手烟无疑是一种痛苦的体验，那么怎样才能避免吸入二手烟呢？

和吸烟的人打"游击战"

防范二手烟，较为有效的办法就是躲开吸烟人群。当他们吸烟时，尽量到空气新鲜的一边，等他们吸完烟、烟雾消散后再回到原地。

多开窗通风

如果室内有人吸烟，尽量多开窗通风。天气不好、不方便开窗时，可打开排气扇或空气净化器换气，以免吸入过多的二手烟。建议吸烟的人用水浇灭烟头，或者把烟头放入装有水的杯子中，直接将烟头摁倒烟灰缸中熄灭，依然会有烟灰漂浮在空气中。

屋里放置绿植

建议在家里或办公室中放些绿植，植物可以吸收空气中的漂浮颗粒，对防范二手烟有助益，还有美化环境的作用。常春藤、绿萝、吊兰等植物就是不错的选择，它们都有净化空气的作用。

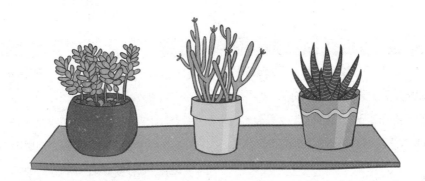

酒是"双刃剑"，与酒相处要谨慎

少量饮酒有舒筋活络、消除疲劳、促进血液循环的作用。但如果经常"一醉方休"或"不醉不归"，这样的喝法肯定是伤肝伤身。可以说酒是一把"双刃剑"，是好是坏得看怎么跟它"相处"了。

● 酒精伤肝有多深

过量饮酒对肝脏的伤害，主要体现在以下方面：

损害肝细胞

饮酒后，身体内的乙醇脱氢酶将酒精（乙醇）氧化并分解形成乙醛，然后在乙醛脱氧酶的作用下，乙醛会被分解为无毒物质排出体外。

肝脏是分泌乙醇脱氢酶和乙醛脱氧酶的重要器官，是乙醇的过滤系统。乙醛是对肝脏损伤很大的有毒物质，当饮酒的量超过肝脏的承受能力时，肝细胞大量受损，肝功能失衡，肝脏有可能发生结构破坏引起酒精性肝炎；长期慢性饮酒可导致脂肪肝，严重的甚至发生酒精性肝硬化。

抑制肝细胞再生

肝细胞虽然有很强的再生能力，但如果长期过量饮酒，肝细胞不断地进行乙醇解毒，其再生能力就会明显受到遏制，进而影响到肝脏对脂肪的代谢，使脂肪在肝脏内堆积，发展成为脂肪肝。

使肝细胞发生癌变

研究发现，乙醇还可"侵入"人体防御系统，降低人体免疫力，使肝脏细胞发生一系列病变，甚至发生癌变。

● 喝多少酒不伤肝

过量饮酒伤肝，那么喝多少酒才不会伤害到肝脏？一般来说，健康的成年人每天饮入的酒精不宜超过 20 克。

每个人的体重、身体状况不一样，适宜的饮酒量也不一样。研究发现，女性对酒精相对敏感，比男性吸收的酒精会更多。建议男性每天的酒精摄入量不宜超过 20 克，女性则不宜超过 10 克。也就是说，50 度的白酒，男性每天饮酒不宜超过 40 克，女性不宜超过 20 克。

● 白酒、啤酒、红酒，肝喜欢哪一种

我们平时接触得最多的就是白酒、红酒和啤酒，那么哪一种酒对肝比较友好呢？

白酒：酒精浓度大，对肝脏损害大

白酒是以粮谷为主要原料的一种蒸馏酒，它除了含有极少量的钠、铜、锌，剩下的就是水和乙醇（酒精）了。白酒的酒精浓度很高，而酒精恰是伤害肝脏、引发酒精性肝病的元凶之一。

啤酒：常喝容易喝出"啤酒肚"

啤酒以小麦芽和大麦芽为主要原料，并加啤酒花，经过液态糊化和糖化，再经过液态发酵而成。跟白酒相比，啤酒的酒精含量相对低很多，但是也不能常喝。因为人们平时喝啤酒时量比较多，一次能喝好几瓶，这在无形中增加了酒精的摄入。啤酒也含有一定的热量，而且容易被人体吸收，转化成脂肪，并堆积在腹部，让人长出"啤酒肚"。

红酒：适当饮用可软化血管

红酒以葡萄为主要原料发酵而成，它含有人体维持生命所需的三大营养素——维生素、碳水化合物和蛋白质，同时含有丰富的铁元素、单宁酸、栎皮黄素等有益成分，有助消化、增食欲、降血脂、软化血管等多种功效。但是，红酒毕竟是酒，酒精含量为11%~16%，因而也要适量。

● 喝酒前吃点主食或喝点牛奶

酒是"双刃剑"，是好是坏关键在于怎么喝酒。要想喝好酒，不但控制好量，也要有技巧——喝酒之前吃点儿主食或喝点儿牛奶，以减少肝脏的负担和对胃部的刺激。

主食被吃进人体后，它所含的淀粉会被分解成葡萄糖，葡萄糖进入肝脏后，可以为肝脏提供能量，使肝脏充满活力，更有"力气"分解酒精，从而达到减少酒精对肝脏的伤害的目的。

谷物、杂粮等主食中含有较为丰富的维生素 B_1，而在酒精代谢过程中会消耗大量的维生素 B_1，所以喝酒前吃点儿主食，能起到很好的弥补作用。

另外，胃可以直接吸收少量酒精，如果经常空腹喝酒，会对胃造成一定伤害。所以在喝酒之前吃些主食，可以减少酒精与胃的直接接触，对胃起到一定的保护作用。

跟主食相比，酒前一杯牛奶，对于肝、胃的保护效果也毫不逊色：牛奶富含蛋白质和脂肪，与酒精结合后，可变性凝固，在胃黏膜上形成一层保护膜，以减轻酒精

的伤害；牛奶中含有的卵磷脂也可以抵抗酒精的侵袭，保护胃黏膜不受酒精伤害；牛奶中的钙质、半胱氨酸、B族维生素等物质对酒精有分解作用，可以为肝脏减负，减少进入肝脏的酒精量。

● 吃对下酒菜，减少肝脏负担

应酬聚会，难免要喝酒，也少不了下酒菜。但是，哪些下酒菜可以减少酒精对肝脏的伤害，哪些下酒菜就像"火上浇油"呢？

护肝下酒菜

糖醋类菜肴 ✓

糖对肝脏及血液循环有一定的保护作用，喝酒时吃一些糖醋藕、糖炒花生米、糖醋鱼等糖醋类食物，可以减轻肝脏负担。

蛋白质类菜肴 ✓

酒水入肠，肝脏分解酒精会消耗大量的蛋白质，因此下酒菜里应有富含蛋白质的食物，如豆腐、松花蛋、排骨、鸡肉、奶酪等。

矿物质类菜肴 ✓

酒精有利尿作用，大量饮酒会使人频繁上厕所，容易使人出现钾、钠、镁等矿物质流失，严重的可引起酒精中毒。所以下酒菜中最好有凉拌海带、拔丝香蕉等富含矿物质的菜肴，以稳定水电解质平衡，预防酒精中毒。

绿叶蔬菜 ✓

绿叶蔬菜中大多含有丰富的维生素、膳食纤维等营养物质，这些营养物质可减缓酒精在肠道的吸收，不仅能保护肝脏，还让人不容易"醉酒"。

伤肝下酒菜

凉粉凉皮 ✗

凉粉凉皮在加工过程中要加入适量白矾，而白矾有减缓胃肠蠕动的作用，可延长酒精在胃肠中停留的时间而增加人体对酒精的吸收。

生冷海鲜 ✗

生鱼刺身、醉虾等生冷海鲜配啤酒，会给身体制造过多的尿酸，而尿酸是人体代谢产生的废弃物，如果不能及时排出体外而沉积在关节或软组织部位，就会引发痛风。

熏腊食品

一口咸肉一口白酒，虽然滋味绵长，却暗藏危机——熏腊食品含较多的亚硝胺等致癌物，而亚硝胺可在酒精中溶解，增加罹患癌症的风险。

烤肉烤串

啤酒配烧烤是夏天的"绝配"，也是危害健康的好搭档——食物经过烧烤加工后，不仅损失蛋白质等营养成分，还容易产生致癌物，而酒精可扩张血管、破坏消化道黏膜，使这些致癌物更容易被人体吸收；烧烤热量高，啤酒也含有一定热量，容易使人长"啤酒肚"。

告别熬夜、过劳，休息好肝血才足

中医认为，肝主藏血，人卧血归于肝。睡眠时身体大部分血液流入肝脏，不仅有利于增强肝细胞的功能，提高解毒能力，加快新陈代谢，还能促进血液的更新和再生。只有休息好，才能使肝脏得到休息，肝血得以再生而变得充足。

● 熬夜、过劳，伤心又伤肝

《黄帝内经》里说："肝者，罢极之本。""罢"，指耐受的意思；"极"指极限。这句话的意思是肝主全身筋膜，人的运动有赖于肝，如果肝脏有病，就会出现疲劳、乏力的症状；而常常熬夜、过度劳累，会超越肝耐受的极限而导致肝病。

经常熬夜，肝脏容易"过劳成疾"

人累了需要休息，身体才能恢复，肝脏也是如此。身体经常超负荷运转，肝脏就需要不停地输出能量支持人的思维和行动，气血不断地运行于诸经，无法归养肝脏，会使肝脏不得到充分的休息，无法贮存能量，也没有时间进行自我修复，时间久了就会出现"磨损"，当"磨损"越来越大，就会产生疾病。这就是我们常说的"过劳成疾"。

熬夜、过劳，身体排毒受困

人进入睡眠状态后，血液会回流肝脏，以对肝脏进行滋养和促进血液再生。经常熬夜，肝脏得不到休息，影响新鲜血液再生，没有充足的气血提供能量，肝脏的功能就会减弱，解毒能力就会降低。肝脏中堆积的毒素越来越多，肝细胞被毒素损害，就会产生病变。

熬夜、过劳，心脏也受伤

经常熬夜、过劳，对血液的耗损也大，时间久了可引起肝血不足。而心主一身之血脉，肝的储藏和调节血液的功能受损，会造成心脏供血不足，从而引起心脏病、高血压等心脑血管疾病。可以说，熬夜、过劳真是既伤心又伤肝！

● "人卧血归于肝"，睡得好血才旺

"人动则血运于诸经，人静则血归于肝"，经常熬夜，或晚上难以入睡，就会使原本应流至肝脏的血液流向大脑、四肢等部位，而无法回归肝脏进行滋润和再生，长期如此可导致肝血不足，引起一系列肝血虚症状。所以，调养肝脏，睡好很关键。

然而，晚上睡好觉，说起来容易，但做起来却并不容易，尤其是有失眠症的人，入睡简直就是一种折磨。那么怎样才能拥有好的睡眠呢？以下改善方法不妨尝试：

创造良好的睡眠环境

要有良好的睡眠，首先要有一张舒适的床、一个高度合适的枕头、一床冷暖适中的被子，同时要避免在床上读书、看手机、工作等。其次，要注意调整卧室的光线，尽量远离外界噪声，以免这些因素干扰睡眠。

睡眠时间要充足

睡眠的时间因人而异，只要能够达到熟睡的状态且醒后神采奕奕，一天的工作都不受影响，即视为睡眠时间充足。一般来说，建议每天维持七八个小时的睡眠时间，少年儿童适当增加1~2个小时。

尽量11点前入睡

建议在晚上10点左右上床准备睡觉，尽量不要超过11点，因为过了零点，如果大脑还处于高度兴奋状态，即使你想睡也无法抑制兴奋，难以入睡，而且在零点之前进入深睡眠状态，有利于肝脏血液回流和排毒。

睡姿要舒服

因为我们的心脏位置偏左，左侧卧容易压迫心脏，因此睡觉时最好不要长时间左侧卧。采取仰卧的睡姿时，手也不要放在胸前，侧卧位时要防止枕头压迫唾液腺引起流涎。

中医提示

长时间保持一种睡姿会使人疲劳，因此在睡觉时可以变换姿势，只要觉得舒适即可，不必太纠结于某种睡姿。

睡前饮食要恰当

晚餐不要吃得太饱，也不要空腹睡觉，因为这两种情况都会影响到睡眠的质量。睡前不要喝太多的水，因为夜里总上厕所也会影响到睡眠质量。

宜： 睡前半小时饮用一杯热牛奶，有助于促进睡眠。

忌： 咖啡、茶、可乐、巧克力可对大脑产生兴奋作用，睡前不宜食用。

巧用方法改善睡眠

睡前先听一段柔美、舒缓、恬静、幽雅的轻音乐，能平缓情绪，有助于入睡。

适量的运动不仅能增强体质，还可使人产生疲劳感，对睡眠有一定的促进作用。平时，我们可适当加强体育锻炼，进行慢跑、散步、瑜伽等有氧运动。

● 子睡肝，午睡心，子午觉养肝又养心

中医认为："阳气尽则卧，阴气尽则寐。"意思是阴气盛则入眠，阳气旺则醒来。子时即晚上23点至凌晨1点，此时阴气最盛、阳气衰弱；午时即中午11点至下午13点，此时阳气最盛、阴气衰弱。我们常说的"子午觉"就是在这两个时辰要处于睡眠状态，以助阴阳调和，使人精神焕发，增强抵抗力。

子时熟睡最养肝

研究发现晚上11点之前入睡，睡眠效果、睡眠质量都最好。中医认为，肝藏血，血为阴，故肝体为阴。子时阴气最盛，这时熟睡有助于养肝。

需要注意的是，子时（晚上23点~凌晨1点）熟睡以养肝，并非指子时才入睡。很多人都有这样的经历，躺在床上闭上眼睛，并非马上就能入睡，即使入睡也是浅睡眠，需要一段时间才会慢慢进入熟睡状态。因此，建议最迟在晚上10点左右就上床准备睡觉，让自己慢慢放松，逐渐进入睡眠状态，这样才有可能保证能在子时熟睡。

适当午休以养心

一天之中，午时阳气最盛，过了午时阳气逐渐衰微，此时应该休息一下，以养护身体的阳气。而且午时心经经气最旺，因此在午时适当休息有助于养心。

那么，怎么睡好午觉呢？

◎ **午觉时间要合理：**一般午睡半小时左右即可，最长不建议超过1小时。因为如果睡的时间超过1小时，人会进入熟睡状态，大脑中枢神经会加深抑制，体内代谢过程逐渐减慢，醒来后就会感到更加困倦。另外，白天睡多了，晚上就难以入睡。

◎ **午觉最好在床上睡：**理想的午觉应平卧，以保证更多的血液流到消化器官和大脑，有利于大脑功能恢复和帮助消化吸收。因此，如果条件允许，最好在床上睡午觉。

◎ **午饭后不要立即睡午觉：**午饭后最好休息30分钟左右再睡，因为刚吃完饭就午睡，可能引起食物反流，使胃酸刺激食管，轻则会让人感到不舒服，严重的则会产生反流性食管炎。

胖人先胖肝，体重超标要小心

肥胖除了对外在形象造成影响外，还可损害内在的脏腑器官，引发高血压、脂肪肝、糖尿病等疾病，影响身体健康和生活质量。

● 肥胖是诱发肝病的根源之一

常言道："胖人体虚，胖肝易损。"脂肪是维持人体健康所必需的重要营养素之一，有保护脏器、组织和关节以及维持体温的作用。但是，脂肪对人体的益处是建立在"适量"的基础上的。如果摄入过量的脂肪，脂肪无法被代谢或消耗，不仅会在皮下组织堆积，形成肥肉，还会在肝的周围堆积，最终使正常大小的肝脏因为脂肪变得肥胖，也就是脂肪肝。

我们都有这样的体会，夏天衣服穿得少，轻装上阵，参加各种活动都感觉很方便 而冬天时穿得比较厚，因为衣服的阻碍，活动起来很不方便。肝脏的活动也是如此，脂肪的"包裹"严重限制了肝脏正常功能的发挥。不仅如此，脂肪肝还会造成肝细胞受损、肝细胞再生能力降低，可能导致肝指数异常，引发肝脏发炎，造成肝细胞坏死，严重脂肪肝可导致肝硬化。

肝脏是人体内部非常重要的代谢器官，如果腹部及肝脏部位的脂肪长时间无法消耗，有可能会阻碍肝脏合成高密度脂蛋白。高密度脂蛋白是一种可以抵抗动脉粥样硬化的脂蛋白，又被称为"血管清道夫"，俗称 "好胆固醇"，如果身体中"好胆固醇"过少，"坏胆固醇"就会占上风，引发高血压、高血脂等心脑血管疾病。

● 饮食加运动，控制好体重

养肝调肝，预防肥胖是关键。而预防肥胖，首先需要做的就是合理调整饮食，然后还要进行科学锻炼。

衡量肥胖最科学、最简单的方法是考察 BMI（身体重量指数）。

BMI 的计算公式：BMI= 体重（W）÷身高^2（H）

其中，W 为体重，计量单位为千克；H 为身高，计量单位为米。

BMI 肥胖判断标准	
BMI 值（男/女）	体重判别
< 18.5	体重过低
18.5~25	正常体重
26~29.9	轻度肥胖
30~40	中度肥胖
40 以上	严重肥胖

心情不好肝也伤心，好心情才能养护好肝

● 怒大伤肝，少发怒是养肝调神的根本

中医认为，肝为将军之官，主怒。当人的某种目的和愿望达不到预期的要求，或事情跟自己的意志发生冲突时，气机紧张的状态逐渐加深，肝这一"将军之官"加强其升发疏泄之职能，使肝气上逆，血气上涌，表现出来就是怒发冲冠、脸红脖子粗。这就是"怒则气上"。

怒的程度不同，对肝脏和健康的伤害也会有所差异：

◎ **"小怒"：** 使人气血不和，有烦躁易怒、头昏目眩、食欲不振等症状；

◎ **"大怒"：** 可导致肝功能失常，出现气血逆乱的症状，严重的还会危及生命。

平时，我们要注意控制自己的情绪，尽量保持心境平和。尤其是心脑血管疾病患者，因为人在发怒的时候心跳会加快，血压会增高，如果大怒很有可能诱发高血压、心脏病、冠心病、脑溢血等严重后果。

那么，怎样才能控制好自己的情绪，尽量少发怒呢？

正视"易怒"这个缺点

要改掉缺点，首先要正视这个缺点，因为敢于正视，才能有勇气、想办法去改变。林则徐制怒的例子就很值得我们借鉴：

林则徐为官清正廉明，为人刚正不阿，但他在遇到不顺心的事时，很容易发怒冲动，亲友们常常规劝他，他也懂得经常发怒是无济于事的，于是自己想了一个办法，写了"制怒"两个大字，把它装裱好，高高地悬挂在书房内，每次进书房一抬头就看到"制怒"二字。日久天长，便将易怒的习惯制住了。

如果你也经常发怒，不妨试试写下来，时刻给自己一个提醒。相信很快就会收到效果。

正确评估事情是否值得发怒

易上火的人往往对小事都很在意，别人不经意的一句话，他就会耿耿于怀。过后，又会把事情尽量往坏处想，结果，越想越气，终至怒气冲天。所以避免发怒很重要的一点，就是遇到这类事时，不要一味地往坏

处想，因为事情往往并不像你想象的那样对你造成那么大的伤害。为此发怒当然就没有必要了。

经常自我反省

经常发怒的人，不妨试着对自己以往的发怒进行一番回忆与评价，看看过去的发怒是否有道理。经过这样一回忆，你会发现自己很多时候的发怒都是没有必要的，有些想起来自己也会觉得可笑。

当怒火中烧时，要立即想到这是在伤害自己的健康，立即放松自己，避免正面冲突。当怒气稍降时，对刚才的激怒情境进行客观评价，看看自己到底有没有责任，发怒有没有必要。经常进行这样的审视，你发怒的次数就会越来越少。

吃对食物去怒火

怒伤肝，反过来，善怒也是肝有问题的表现。善怒者多肝郁气滞、肝火上炎，除了心理调适，饮食也很重要。平常可多吃些具有疏肝理气作用的食物，如芹菜、茼蒿、西红柿、萝卜、橙子、柚子、柑橘、香橼、佛手等。肝气得以疏泄，心情就能保持平和。

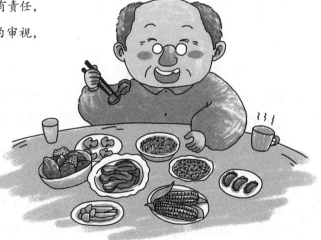

● 生闷气很伤肝，不良情绪要正确释放

大家都知道怒伤肝，其实生闷气也很伤肝，伤害甚至比怒气对肝脏的伤害还大。发怒就像雷阵雨，来得快去得也快；生闷气就像小雨，淅淅沥沥地能下好几天，很缠人也很烦人。

生闷气看起来不发脾气，实则将怒气或者着急的状态藏在心里，这样会使得肝气运行不畅或受阻，瘀滞在胸腹之中，人可能会感觉胸口憋闷，好像有石头压住了似的，时间久了还可能造成胸腹部位疼痛或病变。女性最常见的乳腺方面的问题，如乳房胀痛、乳腺小叶增生等，就是爱生闷气，伤害了肝脏，而乳房又是肝经必经之路，肝气郁结、气血瘀滞而造成的。

生闷气的伤害这么大，那我们怎么做才能少生闷气呢？

寻根究源，对"症"下"药"

当生闷气时，首先要查找原因，是什么事情使我们这样，然后尽量用客观的态度来分析这件事情，要学会调整自己的思路，尽量让自己对事情的看法变得客观，你会发现，有些事情并不值得我们去生闷气。

做一个心胸宽广的人

生闷气有时并不是因为遭遇不如意的事情，更多时候是我们的主观因素造成的。过于注意自我，为个人利益患得患失，也容易生闷气。我们要学会"淡化自我"，不要时时纠结于个人的情感和得失，做一个心胸宽广的人，你会发现原来自己的世界这么宽广，顿时就少了许多烦恼。

让自己的朋友多起来

性格内向的人遇到不顺心的事情，常常郁积于心，不肯向人吐露，从而陷于焦虑、苦闷之中不能自拔。性格内向的人不妨多参与集体活动，扩大社交圈，让自己的朋友多起来。不要把自己的苦闷总藏在心中，可以在适当的时候向亲人、朋友倾诉。倾诉也是一种正向的发泄。

转移注意力

转移注意力是解决生闷气的好方法之一。生闷气这种情绪是神经系统的一种暂时性联系，当遇到不愉快、倒霉的事时，感官将这些刺激上传至大脑，使其产生与之相应的不愉快的情绪，在脑中形成一个优势中心。如果老想这事，那么不愉快的信息还会不断传入大脑，不断加强优势中心，"闷气"会越生越重。如果转移一下注意力，比如去看一场电影，听一段乐曲或去运动，新的愉快信息的传入，就会抑制不良情绪优势中心的形成。注意力转移了，生闷气的情绪便会在不知不觉中烟消云散。

● 流泪能减压，也能排肝毒

都说"男儿有泪不轻弹"，其实在遭遇困难、挫折或心里不痛快的时候，适当流泪能缓解抑郁情绪，还能帮助肝脏排毒，而强忍眼泪反而会伤害身体。

强忍眼泪伤身体

强忍眼泪，实际上相当于把不良情绪藏在心里，属于情志不舒的表现。情志不舒可影响肝主疏泄的功能，而肝疏泄失常可导致气血运行不畅或逆行，导致面色黯淡、胸腹疼痛、乳腺增生等不适或疾病。

眼泪是不花钱的"忘忧水"

当人的精神处于压抑状态时，身体会产生一定的有害蛋白质，这种蛋白质聚集于体内，对身体健康很不利。适当流泪，能把这种有害蛋白质带出我们的身体，从而起到减轻心理压力的作用。可以说，眼泪就是不花钱的"忘忧水"。

流泪能助肝脏排毒

中医认为，肝开窍于目，泪由肝阴所化生，受肝气控制，故泪为肝之液。泪液和汗液、尿液一样，都属于人体的排泄液，里面含有一些对身体有害的生化毒素，所以难受、委屈、压抑时，就干脆哭出来，既缓解了情绪，又能帮助排毒。

中医提示

虽说哭泣流泪可以减压、排毒，但也要适度。悲伤肺，过度哭泣可影响肺部气机的升降而造成咳嗽，久而久之则成肺痨。另外，我们的胃肠机能对情绪极为敏感，忧愁悲伤或哭泣的时间过长，胃的运动会减慢、胃液分泌减少、胃酸过多，从而影响食欲，甚至引起各种胃部疾病。因此，哭泣流泪也要适度，否则就伤身体了。

是药三分毒，用药要三思

平时感冒头痛，生了小病，我们往往会自行买点药吃，似乎已成常态，然而这背后却隐藏着不小的健康风险。调查发现，由于不合理用药而导致的肝损伤（即"药肝"）已经排在国人肝病的第四位。可见，爱护肝脏，一定要合理用药，忌盲目服药。

● 药物本身含有的毒性伤害肝脏

俗话说，是药三分毒，药物进入人体后，会直接对肝脏造成伤害。目前发现，超过900种的药物如不正确使用，可引发药物性肝损伤。这些药物包括抗结核药、降脂药、抗生素、抗肿瘤药、解热镇痛药、安眠药等，在使用这些药物时，一定要遵医嘱，以免药量过大或使用时间过长而损害肝脏。

● 用药过量导致肝损伤

在生活中，常会出现这种情况：感冒了，到药店买感冒药，按照说明书服用后效果不明显，于是自行增加药量或服用次数，导致用药过量。用药过量可导致药物的毒素在肝脏越积越多，对肝脏的损伤就越大。

● 中药使用不当也伤肝

现在不少广告都声称纯中药提取，不伤肝。其实，中药里的某些药物本身就含有毒性，可对包括肝在内的脏腑产生损伤，如朱砂、乌头等；中药讲究辨证论治，合理配伍才能降低毒素，以减少对肝脏的影响。所以，在服用中药或中成药时，一定要遵医嘱，千万不要擅自配药服用。

● 儿童服用成人药会伤肝

儿童的肝脏代谢能力较弱，在服用成人药时，如果量把握不好，很有可能造成肝损伤，如对乙酰氨基酚、红霉素等。当某些药物没有儿童专用剂型，需要使用成人药时，一定要遵医嘱减量使用。

中医提示

服用药物之后，产生了与药物治疗的疾病所不同的症状表现，例如食欲下降、恶心呕吐、上腹部不适、浑身乏力，尤其是尿黄、眼珠发黄、皮肤黄染等，有可能是药物性肝损伤的表现，应及时就医。

要想防止药物伤肝，平时应遵医嘱正确用药，避免滥用、私自乱吃药的情况；服药期间应远离烟酒，需要忌口时应严格要求自己。

食之有道，生活中的饮食护肝细节

俗话说"民以食为天"，饮食对于日常人们来说是非常重要的事。脏腑是人体内重要的器官，所以一定要注意饮食细节，养成良好的饮食习惯，以养护调理好肝脏。

● 吃好早餐，远离脂肪肝

吃早餐很重要，能给忙碌的一天打下结实的基础，但是很多人为了减肥不吃早餐。其实事实正好相反，不吃早餐更容易导致脂肪肝，还会导致胆结石。

不吃早餐，伤肝又伤胆

早上醒来，一天晚餐摄入的食物基本消耗殆尽，这时需要补充新的食物，以使气血生化有源，脏腑得到足够的"能量"，方能正常运转。如果不吃早餐，脾胃"巧妇难为无米之炊"，肝脏"饿肚子"干活，分解代谢脂肪的效率也会随之下降，时间久了，脂肪"欺软怕硬"，层层"围攻"脂肪，慢慢地就会形成脂肪肝。

除了伤肝，不吃早餐还伤胆。胆囊紧贴在肝脏下方，像一个"仓库"将胆汁浓缩并贮存起来。当我们进食时，胆囊就会有规律地收缩，使胆汁流入肠道参与消化。但是，如果长期不吃早餐，胆汁被长时间地滞留在胆囊之中，其中的水分被吸收，胆汁变得越来越黏稠，而黏稠的胆汁恰是胆结石滋生的"温床"。

正确吃早餐，养护肝胆

不吃早餐对肝胆的伤害如此之大，我们平时应改掉这个坏习惯，坚持每天吃早餐。当然，吃早餐也是讲究"技巧"的：

◎ **吃对时间**：建议在7~8点吃早餐，且在起床后活动20~30分钟再吃，这时人的食欲最旺盛，此时吃早餐最合适。吃得太早，胃肠还没有进入状态，可能没有胃口；吃得太晚，长时间的空腹容易导致低血糖，而且太晚吃早餐，还会影响到午餐的食欲和质量。

◎ **吃好早餐**：早餐不仅要吃饱，还要吃好，碳水化合物、蛋白质、膳食纤维、维生素等缺一不可。

早餐应有食物表			
食物种类	食物推荐	营养素	原因分析
粗杂粮＋坚果	紫米面馒头、芝麻酱、花卷、包子、馄饨、豆沙包、玉米粥等	碳水化合物	能量的主要来源
肉蛋奶类	牛奶、豆浆、鸡蛋、鸡肉、豆制品等	蛋白质	蛋白质是维持人体精力充沛、反应灵敏必不可少的物质
蔬菜水果	油麦菜、小油菜、苹果、香蕉、火龙果等	膳食纤维、维生素以及钙、钾等	为机体提供更多的能量支持；促进消化，预防便秘

● 细嚼慢咽，减轻肝脏排毒负担

有的人为了赶时间，吃饭三下五除二搞定，也有的人习惯了吃饭快，殊不知这样的饮食方式不仅会加重肠胃的负担，也会伤害肝脏。

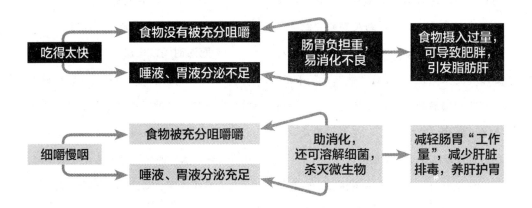

中医认为："脾为涎，肾为唾。"唾液是脾、肾所化，含有很多有益于人体健康的物质，对养肝护肝也有着特殊的作用，可润五官、悦肌肤、固牙齿、强筋骨、通气血、延寿命。通俗地说，唾液具有快速止血、软化收缩血管、溶解细菌、杀灭微生物、健齿强肾、抗病毒、助消化等功能。也就说，放慢吃饭的速度，细嚼慢咽对身体更有益。

细嚼慢咽，就是将食物细细咀嚼，充分嚼碎并搅拌，然后吞咽。要想养成细嚼慢咽的习惯，可以从下面两个方面 做起。

◎ **吃饭时放松心情：** 在吃饭之前，先做一个深呼吸，排除大脑中的杂念，告诉自己要好好吃饭，认真咀嚼，提醒自己每一口都要比平时多咀嚼几次，这样自然而然就能养成细嚼慢咽的习惯了。

◎ **饮食以蔬菜、粗粮为主：**蔬菜和粗粮是最需要咀嚼的，它们能让你吃饭的速度慢下来。尤其是凉拌蔬菜，因为生蔬菜如果不经过咀嚼，吞咽起来会比较困难。

● 规律进餐，肝脏劳逸有度功能才好

现在有不少人不习惯吃早饭，而是到午饭和晚饭时大吃大喝，这样其实对身体很不好，其中对肝脏的伤害尤其大。因为不规律饮食会打乱肝脏的工作节奏，例如不吃早餐、两餐间隔时间太长，使肝脏得不到足够的"动力"而没有力气排毒，造成毒素在身体堆积；大吃特吃、暴饮暴食又会使肝细胞进入"熬夜"的状态。长期如此，肝脏的代谢功能降低，使原本应该作为能量被消耗的物质转变为脂肪堆积到脏器周围，造成脂肪肝。为了身体健康，我们应做到一日三餐定时定量，吃对时间吃对食物吃对量。

养肝护肝三餐饮食表			
餐次	最佳用餐时间	营养摄取总量	食物推荐
早餐	早上 7:00~8:00	主食 100~150 克，热量 400~600 千卡，占一日总量的 30% 左右	牛奶、豆浆、果汁、米粥、鸡蛋、面包、馒头、花卷、绿叶蔬菜、水果、酱菜等
午餐	中午 11:30~12:30	午餐通常占一日所需总热量的 40%。主食 150~200 克，可在米饭、馒头、面条、大饼等主食中任意选择；副食总量 240~360 克，其中肉禽蛋类 50~100 克，豆制品 50 克，蔬菜 200~250 克	主食、鱼虾、瘦肉、豆制品、绿叶蔬菜等，能为人体提供足够的能量和营养物质
晚餐	下午 17:30~18:30，最好不要超过 19 点	占一日总量的 30% 左右。主食 50 克左右，新鲜蔬菜 200 克，鱼类或豆制品类 100 克，酸奶一小盒。晚餐不宜吃得过饱，要清淡，同时要减少含过多脂肪的食物的摄入	适量的主食、汤粥类食物、绿叶蔬菜及鱼虾、瘦肉、豆制品等富含蛋白质的食物

● 少吃冷饮，护好肝脏养好气血

口干舌燥时，从冰箱里拿瓶冷饮，咕咚咕咚一饮而尽，真是别提多爽了！很多人喜欢在炎炎夏日拿冷饮"续命"，殊不知却可能伤了肝、害了健康！

冷饮，到底有多少肝

喝冷饮、吃冰镇西瓜等过度贪凉的行为，无疑"引狼入室"，使寒邪入侵身体。中医认为，血遇寒则凝，凝则瘀，瘀则堵。瘀在子宫，可使女性朋友出现闭经、痛经、月经不调等问题。瘀在肝脏，可能会发生病变，出现肝大、腹水、关节疼痛、恶心呕吐等问题。

从现代医学的角度看，过量喝冷饮可阻碍身体摄入其他营养物质而不利于肝脏的自我修复，特别是对于肝功能不好的人来讲，身体缺乏营养物质支持时可使免疫力下降，疾病有可能会加重。另外，冷饮、冰激凌中的添加剂也有可能增加肝脏的排毒负担。

吃对冷饮，减少对肝的伤害

炎炎夏热，面对冷饮实在 hold 不住，那就尽可能地想办法降低冷饮对身体的伤害：

✅ 应控制食量和速度，一次最多 150 毫升，而且要想喝汤一样，细细品味，再慢慢饮下。

✅ 从冰箱里拿出的冷饮，应先放置一会儿，没那么凉了再慢慢饮用。

✅ 冷饮、热饮应分开引用，至少应间隔 30 分钟。

❌ 饭前 30 分钟不宜吃冷饮，因为冷饮会冲淡胃液，降低消化酶的活性，对食物的消化吸收不利。

❌ 刚运动完不要吃冷饮，因为运动可使人体温会升高、咽部充血，冷饮的刺激可导致腹痛、腹泻或眼部疼痛等问题。

❌ 忌吃不卫生、不新鲜的冷饮，因为它们都含有大量的细菌，可加重肝脏排毒负担，还会刺激肠胃，导致腹泻、腹痛等问题。

❌ 婴儿忌食冷饮，幼儿少吃冷饮，老年人慎吃冷饮，女性月经期间忌食冷饮。

● 不吃发霉食物，不给肝脏添负担

苹果放的时间太长，有的地方发霉了，还能吃吗？

A. 切掉发霉的部分，剩下的部分还能吃   B. 不能吃，整个扔掉。

日常生活中，很多人都会选 A，认为发霉的水果只有烂掉的部分被霉菌感染，只要把这部分切掉，剩下部分还是好的，可以继续吃。其实并非如此。一旦食物开始霉变，还没有完全变质的那部分也已经进入到微生物新陈代谢的过程中，已经产生了大量肉眼看不到的细菌和毒素。如果我们吃下去，很可能会急性中毒，出现发热、腹痛、呕吐等症状，严重的还有可能出现中毒性肝病。

勤俭虽然是一种美德，但为了身体健康，该扔掉的时候绝不能犹豫，以免因小失大，对身体造成伤害。

> **中医提示**
>
> **预防食物发霉的小妙招**
>
> ◎ 小包装购买：购买坚果、花生、粮食等的时候，尽量选择小包装的。尽量不要放太久，吃的时候要先闻一闻味道，一旦发现味道不对就马上扔掉。
>
> ◎ 正确贮存食物：平时存放粮油和其他食品时必须保持低温、通风、干燥、避免阳光直射，不要用塑料袋装食品。

● 零食有度，以免生燥热、耗肝血

凡事都讲究度，吃零食也一样：适量则可及时为身体补充能量，对调整心情有益，反之则不仅伤肠胃，还会伤肝。

中医认为，肝为刚脏，其气主升主动，很容易出现燥热、亢奋的状态，需要肝血的柔润来克制肝的刚强之性。而过多食用零食，会加重身体的燥热，大量消耗阴血，从而对肝脏不利。饼干、点心、坚果之类的食物食用过多，会使肝的疏泄功能失调，本来该排出身体的毒素滞留体内，加重肝脏负担，也会使人出现各种皮肤问题。

其实很多健康问题都是吃出来的，为了肝好身体好，我们一定要管住自己的嘴。

伤肝零食排行榜
NO1: 甜食
上榜理由: 巧克力、糖果、糕点等甜食如果食用太多就会伤及脾胃,影响食欲,还会影响气血的化生。而且甜食食用太多还容易造成体内脂肪堆积,增加患脂肪肝的危险。
NO2: 烘烤食物
上榜理由: 食用酥脆可口的炒货、饼干等烘烤食物之后,会让人感觉口干舌燥,加重体内津液的消耗,助火生热,使人出现口干口苦、眼睛红肿、咽喉肿痛等肝火旺的情况。
NO3: 方便食品
上榜理由: 方便面、罐头、香肠等食物含有很多对人体不利的防腐剂等成分,这对于肝脏来说是个很大的负担。因为肝脏是我们身体的代谢中心,这些食物的解毒都需要肝脏的参与。如果长期食用这些食物,就会让我们的肝脏不堪重负。

● 少吃辛辣食物,以免肝受刺激

很多人一看到辛辣食物就流口水,忍不住大快朵颐,而且是越吃越停不下来,殊不知这样的饮食行为会给肝脏造成伤害。

伤害1: 伤筋

中医认为:"多食辛,则筋急而爪枯。"辛辣食物吃得过多会导致筋的弹性降低,血液输送不到指甲,使指甲变得易脆、易断。

伤害2: 耗血

辛入肺,适量食用辛味食物能发散风寒、行气止痛,有助于肺气宣发,防止外邪犯肺。但是,肝属木,肺属金,金克木,过量食用辛辣食物容易引起肺气偏盛,克伐肝脏,从而影响肝藏血的功能,使人出现头晕目眩、面色无华、视物模糊等肝气虚的症状。

伤害3: 伤眼

辛辣食物刺激性较大,长时间过量食用容易伤害眼睛健康,引发干眼症、结膜炎等眼部疾病。眼部出现干痒、充血等不适者平时更要避免吃辣。

中医提示
辛辣影响肝病痊愈
中医认为:"肝病禁辛。"辛辣食物伤肝,肝病患者平日饮食要忌口,避免食用辛辣食物以免刺激肝脏,影响疾病痊愈。

便秘也伤肝？排泄通畅为肝脏排毒

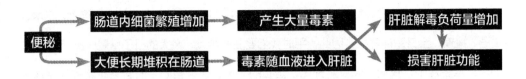

便秘不仅是很多人生活中的困扰，也是损害肝脏功能的重要因素。那么，平时生活中怎么做才有助于保持大便通畅呢？

秘诀1：晨起一杯水

每天清晨起床后，空腹喝一杯淡盐水或柠檬水，可以润湿肠道，软化粪块，促进肠胃蠕动并排便。

秘诀2：饮食有宜忌

宜：清淡饮食，以粗粮、蔬菜、水果为主。糙米、薏米、玉米、高粱、燕麦等粗粮，菠菜、芹菜、茭白、空心菜、大白菜、西红柿、黄瓜、冬瓜、丝瓜、苦瓜、芦笋、土豆、甘薯、南瓜等蔬菜，以及猕猴桃、香蕉、苹果等水果，富含膳食纤维，可促进肠胃蠕动，对保持大便通畅有益。

忌：辛辣刺激性食物。辛辣刺激性食物可生燥热，耗损阴液、水分而使肠道干燥，最终导致便秘。因此我们平时要少吃辛辣刺激性的食物，要少喝浓茶、咖啡、酒。

慎：生香蕉。香蕉有润肠通便的作用，便秘的时候吃点很有效果，但要注意一定要选熟透的香蕉，如果是生香蕉，吃多了反而会加重便秘。因为没有熟透的香蕉含较多鞣酸，对消化道有收敛作用，会抑制胃肠液分泌并抑制胃肠蠕动。

秘诀3：适量运动

每天进行适量的运动，如仰卧屈腿、深蹲起立、跑步、骑自行车等，都能加强腹部的运动，促进肠胃蠕动，有助于排便。

秘诀4：按时排便

每天按时排便，即使没有便意也要进行排便，以形成条件反射。另外，排便的时间不宜过长，排便时尽量不要看报纸、看书或者看手机，以免分散注意力，加长排便时间。

秘诀5：摩腹

每天早上起床之前或睡觉之前，按摩一下肚子可帮助排便。方法很简单，双手交叠，在肚脐周围以顺时针按揉，每次3~5分钟。

肝恶风，风大的日子少出门

中医认为："肝恶风""病在肝……禁当风"。肝属木，木生风，肝为风木之脏，容易受风邪而出现多汗、心情悲伤或容易动怒，脸色微青、眼圈发青，以及抽搐、瘙痒、麻木、失语、瘫痪、全身窜痛等症。因此，平时我们要注意避风，风大的日子尽量少出门。

日常生活中，我们不仅要避开飞沙走石的大风，还要当心平时容易忽略的穿堂风、门隙风、顶门风、脚底风、脑后风等。这些风属于中医所说的贼风，很容易侵袭身体而使人发病。此外，不要出汗后立即脱衣吹风，炎炎夏日，也不要正对着空调、电风扇吹风，这些情况也很容易导致风邪入体。

每天泡泡脚，养肝祛疲劳

民间谚语有云："晨间三百步，晚上一盆汤。"每天晚上睡前泡泡脚，能改善睡眠，祛除疲劳，促进肝血再生，以及放松神经，缓解和释放压力，避免肝气郁结。每天不妨抽出 20 分钟的时间，泡泡脚，让肝脏也"解解乏"。

泡脚也有"讲究"

◎ **水量有讲究：**一般来说，泡脚时的水量以能淹没 1/2 以上的小腿为宜。踝关节上下汇集了人体 6 条经络的数十个穴位，泡脚能对这些穴位形成刺激，可调节脏腑功能、防病治病。还可以让紧绷的小腿得到放松。

◎ **水温有讲究：**建议控制在 40~45℃。如果水温过高，容易烫伤皮肤；水温过低，会影响足浴的效果。当然，也不必拘泥于此，可以根据自己的感觉调节水温，以感觉轻松舒适为度。

◎ **时间有讲究：**每天晚上睡前 1 小时泡脚 15~20 分钟，每天 1 次即可。次数过多，有可能导致出汗增多，使身体水分和热量流失，导致口干舌燥；时间过长，有可能会影响到心脏、大脑的供血，出现胸闷、头晕等不适。

中药足浴养肝效果好

在泡脚的水中适当添加中药，水的温热作用可刺激足部的毛细血管扩张和加快血液循环，增加皮肤对中药的吸收，并通过血液循环带入全身，从而发挥药效，起到保健和治病的作用。

养肝明目足浴方：决明子50克，菊花10克，淫羊藿30克。将药物放入砂锅中，加入适量冷水煎30分钟，滤渣取汁，将药汁倒入泡脚水中，待温度适宜后泡脚。

饮茶有宜忌，养肝护肝效果好

《本草纲目》中说，茶叶能"平肝、胆、三焦、包络相火"，意思是茶叶具有清热、解毒的功效。适量喝茶，对促进肝细胞修复、养肝胆是有益处的。但是，茶也要喝对，否则可能会给肝脏带来伤害。

宜： 饭后1~2小时再喝茶，以润滑肠道，促进消化，防止脂肪堆积，预防脂肪肝。

宜： 根据体质喝茶。一般来说，燥热体质的人应喝凉性茶，如果喝温热性的茶，可助热生火，容易导致肝火过旺而出现口干、眼干、面红耳赤、易怒等"上火"的症状；脾胃虚弱的人不宜喝绿茶，因为绿茶的茶多酚含量较高，刺激性比较强。

忌： 饭后立马喝茶。茶叶中的鞣酸能与食物中的蛋白质合成具有收敛性的靶酸蛋白质，这种蛋白质能使肠道蠕动减慢，容易使人便秘，增加有毒物质对肝脏的毒害作用，还会引起脂肪肝。

忌： 空腹喝茶。茶叶中含有咖啡因，空腹时大量饮用，肠道吸收过多的咖啡因会影响肠胃健康，肝脏也会受到伤害。

忌： 晚上喝浓茶。茶叶中含有咖啡因，容易使脑神经过于兴奋，引起失眠，也会影响睡眠质量。肝血的推陈出新需要在夜间熟睡时进行，长期睡眠不佳可影响肝藏血的功能，使人出现肝血不足的症状。因此，晚上不宜饮用浓茶，尤其是情绪容易激动或比较敏感的人，晚上最好不要喝茶。

爱美丽，也要爱护肝脏

● 频繁染发，小心患上"药肝"

不少染发剂中含有对人体有害的化学成分，如铅、汞、砷、铜等重金属，部分产品中的含铅量甚至是油漆含铅量的5~10倍。染发后，染发剂中的一些成分可随着皮肤进入身体里，而肝脏是解毒的器官，为了分解这些毒素，肝脏可是费了"九牛二虎之力"，这在无形中加重了肝脏的负担，时间长了可导致肝脏损伤。尤其是肝病尤其是患有肝病的人，肝脏功能本身因为病毒的存在而受损，多次染发可能会加重肝脏损伤，甚至会导致肝硬化、肝癌。所以平时尽量少染发。

当然，爱美之心人皆有之，染发也不是不可以，关键是要用对方法，这样才能美丽和健康兼顾。

方法1：染发前一天不洗头

头皮分泌的油脂具有保护头皮的作用，它们可在头皮上形成一层保护膜，在一定程度上能避免有害物质透过头皮渗入体内。因此，建议在染发的前一天不要洗头。

方法2：避免染发剂接触头皮

在涂抹染发剂前，可在发际周围抹点乳液或凡士林油膏，这样能在皮肤上形成一个屏障，避免过多的染发剂通过皮肤进入人体。另外，染发时，要尽量避免染发剂直接接触头皮。

方法3：不混用染发剂

不要将不同品牌的染发剂混合使用，以免发生某些化学反应，生成有毒有害物质。

方法4：染发次数不要太频繁

染发的次数越频繁，进入身体里的有毒物质就会越多。因此染发的次数不要过于频繁，每次间隔至少要3个月以上。

方法5：根据需要染部分即可

不少中老年人染完发后没多久发根又变白，于是又全部染一遍。其实，只要染新长出的白头发部位即可。头发局部花白的人，也只需要把白的地方染黑。染发剂使用得越少，身体吸收到的有毒物质也就越少。

方法6：染发后要正确清洗

染发后，为避免染发剂长时间残留在头皮上，要多洗几次头。洗头的时候要轻柔，避免抓破头皮，以免染发剂中的有毒物质通过血液循环进入身体里。

方法7：避免染得颜色太深太艳

一般情况下，颜色较深或鲜艳的染发剂，对苯二胺的含量较高。对苯二胺有很强的致敏作用，可引起接触性皮炎、湿疹、支气管哮喘等，要避免使用这类染发剂。

● 美甲会让肝很"憋屈"

纤纤玉手配上美轮美奂的指甲，能让人显得风姿绰约。但是，指甲油含有多种化学成分，以及铅、砷、汞、苯等重金属，而指甲有吸收的功能，经常涂抹指甲油，相当于身体吸收了很多毒素。肝脏作为人体最大的解毒器官，要调动肝细胞分解吸入身体的毒素，长期如此，肝脏负担就会加重，而且进入身体中的毒素还有可能造成肝细胞损伤，引起肝中毒。

另外，做美甲时，如果美甲器械未经消毒或未正确消毒，有可能会带有之前美甲的客人的病菌，造成交叉感染。如果有皮肤破损，还有可能感染上肝炎等疾病。

爱美之心人皆有之，但美也应以健康为先，如果没有特殊情况，建议最好不要做美甲，少涂抹指甲油。即使要美甲，也一定要选择有卫生许可证、生产许可证、厂名、生产日期、保质期等的合格产品，涂指甲油时不要涂到甲小皮和甲沟部位，避免指甲油与皮肤直接接触。另外，涂指甲油时最好戴上口罩，并注意在通风、干燥的环境中进行，减少指甲油挥发的有害气体对人体造成的伤害。

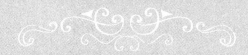

第四章

关注季节变化，顺应天时养好肝

春温、夏热、秋凉、冬寒，

一年四季气候不同，

养生之道也各不相同。

同样，

对于肝脏的调养，

也要根据各个季节的特点，

或升发，或清热，或平肝。

只有顺时养肝，

才能让肝脏功能正常，五脏和谐。

春季养肝，要舒肝气、畅情志

中医认为："肝者……通于春气。"肝与春相应，在五行中皆属于木，木的生理特点是"木曰曲直"，即向上生长和向外舒展，具有生长、升发、条达、舒畅的特点，因而春季阳气升发，人体肝气逐渐增旺。肝脏是人体气机升降的枢纽，春季调养肝阳，应顺应自然界的变化，使肝气舒发、情志调畅，这样肝脏才能疏泄如常。

● 早睡早起，让肝气如草木般欣欣向荣

《黄帝内经》中记载"春三月，此谓发陈，天地俱生，万物以荣，夜卧早起，广步于庭，被发缓形，以使志生……此春气之应，养生之道也。逆之则伤肝……"意思是从立春开始后，自然界生机勃勃，万物欣欣向荣，这时应顺应自然界之景，早睡早起，早晨散步以放松身心，使情志调畅，如果违背这一自然规律就会损伤肝脏。

早睡是最好的保肝药

说到早睡早起，很多朋友表示：工作节奏快、压力大，要经常加加班、熬夜，"要早睡早起，臣妾做不到哇"。在中医看来，夜晚是人体滋阴潜阳、进行睡补的最佳时段。人卧则血归于肝，人睡眠时包括肝细胞在内的所有细胞开始自我修复，静卧可以使血液回流肝脏，使肝脏得到更多的血液、阳气及营养的供给，这有利于肝细胞的修复和再生。同时肝血的净化、再生，胆汁的新陈代谢都需要在这个时段完成。因此，春季调养肝脏，最重要的就是早点睡、不熬夜。

那么，几点睡觉才算得上是"早睡"呢？在46页"子睡肝，午睡心，子午觉养肝又养心"中，建议最迟在晚上22点30分左右就上床休息，并慢慢进入睡眠状态，不要错过子时（晚上23点~凌晨1点）肝脏排毒和自我修复的时刻。

早起保持勃勃生机

春季养肝，不仅要早睡，还要早起。天黑后，人体内的阳气随着自然界的阳气一起慢慢蛰伏，等到5点天快亮时，阳气就开始升发。那么如何升发呢？只有一个途径，那就是"春主醒、主动"，也就是说在这个时候应醒来，并起床活动，人一动

阳气就升发起来了。这也是我们前一分钟还躺着，觉得很困，在为起或不起做思想斗争，而一分钟后真正起来穿衣，活动起来时就突然不觉得困的原因。

起床后，可以伸伸懒腰，天气好时可以在院子里或小区里散散步。如果天气不好，可以在屋里轻轻地走一走。活动20分钟左右，觉得困了，可以再睡一个回笼觉。回笼觉的时间控制在1个小时左右，等醒来时你会感觉自己睡了很长时间，体力恢复得很好，头脑清醒，精神振奋。

对于"懒癌患者"、时间紧张的上班族，或者是不习惯于太早起床的人，建议起床时间不要太晚，最好不要超过9点，以免影响阳气升发、肝气舒展。

睡不着起不来，怎么办？

很多人想早睡早起，但晚上就是睡不着，睡得很晚，早上也就起不来。怎么打破这个"怪圈"呢？其实，解决的办法很简单，就是早起。晚上能不能睡得早可能自己决定不了，但早起可以自己作主。当你早起时，中午休息半小时，下午很精神，

到了晚上就会早早地困了。困了，就果断放下手机，关掉电脑，上床睡觉。

睡晚了，早起来补救

睡晚了，错过了子时（晚上23点~凌晨1点）肝脏排毒和自我修复的时间，最好的补救措施就是早起。这个看起来很矛盾，夜里过了1点才睡，补救方法就是早早地起来？是的，清晨起来活动活动，让阳气升发起来，然后睡个回笼觉，醒来时因为有阳气的"支持"，效果要比一觉闷到9点、10点要好得多。

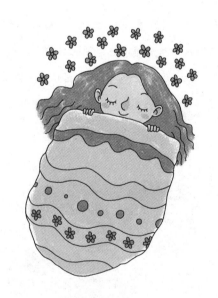

● **肝脏最怕生气，春养肝心情很关键**

民间素有"万病气上来"之说，生一次气相当于身体里发生了一次地震，对五脏六腑都有伤害，对肝的伤害却是首当其冲。

别让坏情绪伤了肝

在春天，肝木之气旺盛，像树枝一样需要伸展，有一种生长的焦虑。发脾气、生闷气可扰乱肝气的舒展，而肝木之气很有"个性"，稍有不顺就会郁结，并立刻郁而化火，在人体内"燃烧"起来。体内有火可不是什么好事儿，它会灼伤阴液，耗损肝血。肝中阴血不足，无法收敛阳气，阳气就会妄动，人也就越容易生气。这是一个死结。要解开这个死结，保持好的心情是不二法则。

合理发泄，让肝气舒展

春季一定要做到心平气和、乐观开朗。如果生气了，要学会息怒，例如生气时站在别人的角度想一想，可能有助于改善情绪，让自己慢慢平静下来；可以找人倾诉，或者出去走一走，把自己的情绪适当宣泄出来。在48页"心情不好肝也伤心，好心情才能养护好肝"小节中，有不少调节心情的建议，爱生气的人可以参考下，找到合适自己的方法。

叹息也能疏肝气

一般来说，听到别人叹息，好像就是消极、悲观的表现。其实，叹息能疏通肝气，对健康有好处。叹息时全身放松，先深吸气，再用力呼气，在呼气时发出"嘘"字，并用力瞪目，重复10次，能起到养肝的作用。春季可在清晨起床后进行，不仅可以疏肝气，还能调理肺气。

恰当饮食，疏肝理气

春季宜多吃疏肝理气的食物，如西红柿、白萝卜、茼蒿、柚子、柑橘等。同时，还要注意养阳气、防血瘀，适量食用韭菜、香椿以助肝气升发，食用山楂、红糖等以活血化瘀。

另外，可适当选用玫瑰花、薄荷、红枣、菊花、陈皮等药食两用之物泡茶饮用，或加粳米煮成粥食用。玫瑰花可疏肝气、养肝血，薄荷清热解表、疏肝气，红枣益气养血，菊花清肝明目，都适宜作为春季调肝之用。

● 有氧运动，让肝也"动"起来

春季万物复苏，天气回暖，正好是重新补充阳气、舒展肝气、舒筋活络的好时机，这时适量运动，对养护肝脏尤为有益。散步、春游、放风筝、散步、慢跑、打太极以及并不剧烈的球类运动等，相对比较舒缓，是春季运动的良好选择。

需要注意的是，由于冬季运动比较少，即使到了春季，人身体的多项机能还在"冬眠"，因此春季运动宜"慢"，避免因过度运动而造成津液耗伤、阳气损伤的情况产生。另外，慢运动也需适度，以身体可以承受且运动后不觉得明显疲惫为度。同时还应该持之以恒，运动时要及时补充水分，这样对才能更好地调养好肝脏。

● 饮食宜清淡，别让肝火太旺

春季肝气主令，阳气易于生发上亢，使人上火，此时饮食上宜以清淡为主，忌吃肥甘厚味以及辛辣刺激性食物，同时要少酸增甘，以保养肝脏。

少酸增甘，养脾又养肝

唐代医家孙思邈说："春七十二日，省酸增甘，以养脾气。"肝属木，脾属土，肝旺容易克伐脾土而引起脾胃病。中医认为，酸入肝，甘入脾。酸味食物可助长肝气，春季应少吃酸，以免肝气过旺。同时适当增加甘味食物以增强脾气，脾胃是气血生化之源，脾气健运则气血生化有源，肝有血可藏，得以滋养。

中医里所说的甘味食物，不仅指食物的味道有点甜，更重要的是有补益脾胃的作用，例如糯米、黑米、高粱、黍米、燕麦等五谷杂粮，刀豆、南瓜、扁豆、红枣、核桃、栗子等蔬果，都是健脾益胃的理想选择，适合在春季食用。

远离肥甘厚味，肝脏不上火

经过冬补，春季饮食应慢慢淡下来，远离肥甘厚味、辛辣刺激性食物。油腻滋补的食物吃多了不易消化，可加重肝脾负担。辣椒、生姜、胡椒、咖喱等辛辣燥热食物，以及煎炸食品，热量很高，吃多了会导致肝火上升，平时应自觉远离它们。

肝"火"了，清肝食物来帮忙

春季不仅是万物复苏，阳气上升之时，也是五脏六腑蓄积的内热之毒开始萌动之刻。热邪可导致肝火旺盛、身体炎症，出现口腔溃疡、咽喉肿痛、便秘、色斑等症状。这时可吃一些清火的食物，如绿豆汤、金银花茶、菊花茶、莲子芯泡水等，以清肝平肝。

夏季养肝，应顺调肝性、颐养气血

中医认为："病在肝，愈于夏。"意思是肝脏有病，在夏季当愈。这是因为夏属火，火克金，肺金受制约，则不能克肝木，肝的疏泄功能条达，则有利于肝病的治愈或自愈。因此，在夏季我们应顺调肝性，颐养气血，以促进肝细胞修复和肝血再生，使肝强健。

● 天热肝火旺，要做好灭火工作

夏季阳气上升，易扰动人体肝、胆、胃、肠蓄积的内热，使人上火，其中最常见的就是口舌生疮、口苦、口臭、失眠、易怒等，这些都是肝火过旺的表现。因而夏季调养肝脏，需"审时度势"，及时给肝脏灭火。

每天喝"一杯茶"降肝火

夏季不仅热邪当道，湿邪也会时不时来凑热闹，这时可用一些清热利湿、疏肝泄胆的药食之物泡水代茶饮，有很好的"灭火"作用。例如：

杞菊莲心茶： 枸杞子 10 克，菊花、苦丁茶各 3 克，莲子芯 1 克，洗净后放入杯中，用 250 毫升沸水冲泡，盖闷 10 分钟后饮用。每日 1 剂，代茶频饮，可冲泡 3~5 次。茶中枸杞子滋阴补肾，菊花疏风解热、平肝明目，与莲芯、苦丁茶合用，有滋阴平肝、清泻心火的功效。适用于夏季阴虚火旺型失眠多梦、心情烦躁、小便赤黄、目赤肿痛、口干舌燥等。

蒲公英苦瓜茶： 蒲公英 5 克，苦瓜片 15 克，冰糖 10 克。先将蒲公英和苦瓜片一起放入纱布包，放入保温杯中，用 250 毫升冲泡 20 分钟，加入冰糖化开，即可饮用。每日 1 剂，于上午饮用。茶中蒲公英清热利湿、疏肝泄胆，苦瓜清暑涤热、明目解毒，两者搭配泡茶，可祛火、清热、解毒，很适合夏季"灭"肝火之用。

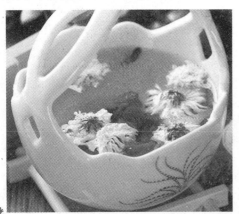
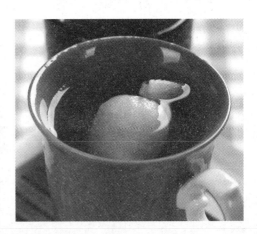

除了用菊花、蒲公英，还可以用金银花、桂花等具有清热平肝作用的药食同源之物泡茶喝，对肝脏平安度夏都很有帮助。

睡子午觉，养肝血

"春困秋乏夏打盹"，夏季气温高，人体消耗大，容易觉得累，但又因昼长夜短而容易睡眠不足或睡眠质量不高，所以夏季很多人总是觉得困，睡不醒，而休息不好会耗损肝血，可引起肝血不足。另外，高温加上睡眠不佳，容易使人动怒，而怒伤肝，亦会伤肝血。

那么，夏季怎么养肝血呢？最好的办法就是睡子午觉。在46页"子睡肝，午睡心，子午觉养肝又养心"小节中，有关于如何睡子午觉的具体方法，以供参考。

控制情绪，给肝降降温

夏季容易焦虑、烦躁，使肝气郁结，郁而化火，使肝火亢盛起来。要尽量保持心态平和、调畅情绪，让肝脏的"高热"降下来，也就是人们常说的"心静自然凉"。

如何给肝脏降温呢？可以参考48页"心情不好肝也伤心，好心情才能养护好肝"一节中林则徐的"制怒"之法，找出情绪不佳的原因并一步一步地解决掉。不愉快时，先告诉自己要冷静下来，抽出几分钟的时间静坐一会儿，将情绪舒缓下来，你会发现心情变好了，之后做事情就更有效率了。

● 冰激凌很解暑，也很伤肝

炎炎夏日，冰凉爽口的冰激凌能帮我们将高温"降"下来，使我们觉得通体舒服。然而，研究发现，过多食用冰激凌不仅会刺激肠胃黏膜，导致肠胃不适，还有可能伤害肝脏。因此，在享受冰激凌带来凉爽的同时也要注意控制量。

添加剂，加重肝负担没商量

冰激凌里面含有较多的添加剂。冰激凌中常用的添加剂有乳化剂、增稠剂、甜味剂等。其中，乳化剂多数是酯类物质，可提高原料的均匀性和稳定性，这样在凝冻时才不会形成冰碴，而呈现柔软细腻的口感；增稠剂是让原料显得更黏稠，常用的包括黄原胶、卡拉胶、瓜尔胶等，它的作用是在凝冻时改变水的结晶形态，使冰激凌的口感更加绵软饱满；甜味剂代替传统的糖，有时候还会利用多种色素、香精，以满足消费者对色、香的追求。这些添加剂若是在安全范围内添加，单个冰激凌所含的添加剂不会对人体有危害，但如果食用过量且频率过高，就有可能增加肝脏排毒负担。

吃对冰激凌，减少对肝的伤害

吃对冰激凌，才能减少对肝脏的伤害。

要吃对，首先要选对。在选购冰激凌的时候，要注意以下几点：

看包装	● 是否标注生产厂家、生产日期、有效期等相关信息 ● 外包装是否完好，是否有渗透或缺损，包装缺损会造成微生物等的二次污染
看保存	● 冰激凌是否完好地储放在 -18℃以下的冷冻柜中
看颜色	● 冰激凌色泽越鲜艳，意味着添加的色素越多，选购时应尽可能选色泽单一的
看形状	● 如果冰激凌的形状发生变化，则有可能是产品在运输或贮存过程中，由于温度过高致使产品溶化后再次冷冻所致，这很可能造成微生物的繁殖影响健康

● 适当补水，给肝脏"解解渴"

俗话说："水是生命之源。"水对人体的重要性不言而喻，炎炎夏日调养肝脏更是离不开水。那么，如何喝水可以养肝呢？

晨起一杯温开水

每天清晨起床后，喝一杯200毫升左右的温开水，以补充身体对水分的要求，可促进气血循环，达到滋养肝脏的作用，同时还有润肠排毒、减少肝脏排毒负担的作用，使肝脏从繁重的排毒"工作"中暂时抽身，更好地发挥自身功能。

工作前一杯红糖水

上午即将开始工作之前，可以喝上一杯加有红糖的温开水。红糖对肝脏很"友好"，能为肝脏以及脾胃补充营养物质，提供能量

支持，更有利于一天的工作，还有养血活血的作用，对促进肝藏血的功能有益。

工作中一杯水或热茶

紧张忙碌的工作会让人觉得身体疲乏、心里紧张，夏季天热时更容易心烦气躁。这时不妨慢下来，喝一杯温开水或泡一杯热茶，适当地给身体补充水分，同时放松身心，让肝木更条达，疏泄有度。

下午一杯温开水或下午茶

午休之后就要投入紧张忙碌的工作之中，而精神高度集中1~2个小时后，人会

感觉到非常疲惫。这时可以喝一杯温开水，缓解一下身体疲劳，或者用菊花、枸杞子泡水喝，以清肝明目，缓解视力疲劳，也可以泡一杯绿茶，闻着茶香，放松身心，还能清肝火、促进排毒。

晚餐前一杯温开水

人们常说"晚饭要吃得少"，但很多人都控制不住自己大快朵颐。建议晚餐前喝一杯温开水，一是能增加饱腹感，预防晚上进食过多，这样肝脏就不用连轴转地解毒排毒了；二是饭前喝水，有润肠道、助消化的作用，可避免食物堆积体内而造成营养过剩，引发脂肪肝。

中医提示

喝水也有讲究——晚上睡觉前 1 个小时内尽量少喝水或不喝水，以预防频繁起夜而影响睡眠，错误子时深睡时肝脏排毒和自我修复。

● 饮食宜清热祛湿，护肝护心护脾胃

夏季虽是自然界和人体阳气最旺的时刻，但天气闷热潮湿，各种细菌病毒也"趁机作乱"，使人容易出现各种不适以及肝脏问题。那么夏季调养肝脏应该怎么吃呢？

饮食清淡，肝不上火

高温耗损津液，可使人肝火过旺而出现眼睛红肿疼痛、口舌生疮、小便赤黄、便秘等症，因而饮食上坚持清淡为宜，平时应多吃生菜、芹菜、油菜、四季豆、西红柿、黄瓜等时令蔬菜，以及葡萄、西瓜、甜瓜、哈密瓜、香蕉等水果，以养阴生津、清肝去火。同时，也要适当吃蛋类、瘦肉、鱼类，以补充优质蛋白质和卵磷脂。

另外，夏季要少吃肥甘厚味、辛辣刺激性食物，这些食物热量高、不易消化，可加重肝脏、脾胃的负担，导致肝胆湿热、脾胃不和等问题。

养阳健脾都要兼顾

夏季是人体阳气最盛的时刻，然而阳热盛于体外，人体内的阳气却相对不足，故而夏季也是养阳的好时机。平时可适当吃一些温补阳气的食物，如葱、姜、蒜、韭菜、芥末等，以发寒散邪，扶助阳气，这对养护肝、脾等脏腑都有助益。尤其是夏季喜欢喝冷饮、吃冰激凌和凉拌菜的朋友，饮食中需要适当增加温阳食物。

夏季应脾，但因高温闷热耗损津液而致肝火亢盛，克伐脾土，人们容易出现脾胃问题，所以到了夏季，仍要延续春季的饮食原则——少酸增甘，以平肝健脾（69页，"饮食宜清淡，别让肝火太旺"）。

秋季养肝，要滋阴润燥、养肺护肝

中医认为，肺属金，肝属木，金旺能克木，使肝木受损。肝藏血，肺藏气，肝气与肺气上下阴阳升降，以维持人体气机的正常升降运作。肺主秋，秋季天气干燥，容易侵犯肺脏而影响其正常功能。肺失清肃，肺气上逆，就会影响到肝，出现肺燥伤肝的证候。所以秋季调养肝阳，重在滋阴润燥、养肺护肝。

● 秋燥伤肝肺，养肺护肝两手抓

秋季燥字当头。肺为"娇脏"，喜润恶燥，易受燥邪侵袭。肝需津液滋养，而燥邪耗损津液，因而肝脏也不喜欢秋燥。但是，入秋后，"秋老虎"不时下山，这样的天气里，秋阳燥烈，肝肺最是难熬，故而秋季肝肺调养两手都要抓。

多喝水，润肺燥、助肝排毒

肺喜欢湿润，水必不可少，而肝脏是人体最大的解毒器官，其对毒素分解代谢都需要大量的水分来支持。如果水分不够，人体内的毒素不容易被稀释，较难排出体外，这对肝脏来说可是不小的负担。尤其是秋季气候干燥，更要大量补充水分，以滋润肺脏，助肝脏排毒。

润肺清肝，最简单的方法就是多喝水。建议坚持每天清晨起床后喝一杯200毫升左右的水，之后时不时地喝上几口水。如果夜尿不多，也可以在晚上睡前1个小时喝一杯水，有助于预防第二天清晨起床时咽喉干燥疼痛。

除了多喝水，平时也可以用菊花泡茶，

推荐野菊花蜂蜜饮：野菊花5~6朵，放入杯中，加沸水闷泡5~10分钟，晾温后加蜂蜜调味，当茶饮用。野菊花性凉，味辛、苦，

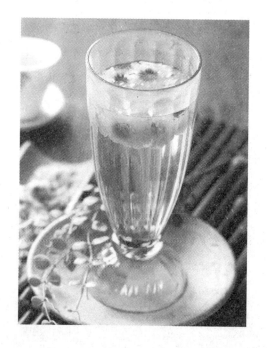

具有疏风散热的作用；蜂蜜补中益气、润肺止咳，是秋冬润燥排毒的首先天然食品。经常喝野菊花蜂蜜饮，可润肺、清肝、排毒，对燥热伤阴所致的咳嗽少痰、咽干鼻燥、口渴头痛、无汗发热等有改善作用。

多吃保肝润肺食物

预防肺燥伤肝，应多吃保肝护肝、滋阴润燥的食物。酸入肝，苹果、石榴、葡萄、樱桃、柚子、柠檬、山楂、西红柿等酸味食物能清肝护肝。雪梨、菠萝、豆浆、蜂蜜、甘蔗等食物滋阴润燥，能预防和缓解肺燥，减轻燥邪对肝脏的伤害。

中医提示
葱、姜、辣椒、胡椒、桂皮、大料、茴香、韭菜等辛温助热，可加重肺燥伤肝症状，秋季应尽量少吃。

● 疏解情绪防悲秋，不给肝脏"添堵"

秋凉一至，自然界花木凋零，万物萧条，容易使人触景生情，出现情绪低落、凄楚伤感、失眠多梦、少气乏力等"悲秋"综合征。尤其是中老年人，身临草枯叶落的秋天，心中常用凄凉、苦闷、垂暮之感，易诱发抑郁消沉心理。

"悲秋"是怎么回事儿

"悲秋"的说法由来已久，很多人认为是秋天的凄凉引发的情绪变动，其实原因不仅于此。在人体大脑底部，有一种腺体叫作"松果体"，它有分泌褪黑素的作用，而褪黑素适量可促进睡眠，过量则容易使人抑郁。秋季冷热交替，早晚温差大，松果体分泌褪黑素的功能易受影响而致褪黑素分泌过量，引发抑郁情绪。

中医认为，秋与肺相通，肺主气，司呼吸，在五行属金，通于秋气，在志为悲，故而秋季是情志问题的"旺季"。秋主燥，燥邪伤肝肺，可影响肝气之升发、肺气之肃降，使人体气机的运行被扰乱，也容易产生悲秋情绪。另外，肝主疏泄，负责调畅情志。肝肺受秋燥侵袭，亦可致肝疏泄失常，出现伤感情绪。

另外，"一场秋雨一场寒"，气温的骤然变化可抑制人体新陈代谢和生理机能，导致内分泌紊乱，使人变得情绪低落，注意力难以集中，有的还出现心慌、失眠、多梦症状。

防治"悲秋"有六法

◎**秋练：**合理运动可升发阳气，对抗秋天肃杀之气，缓解悲秋情绪。可在天气晴朗时，到公园散步慢跑，或外出秋游、登高远眺，或者和亲朋好友一起游泳等，都是适宜秋季的运动，有促进新陈代谢、培补正气、消融忧郁惆怅的作用。

◎**秋眠：**金秋时节调摄心神，睡好觉是第一大补。此时应保持充足睡眠，睡好"子午觉"，即晚上11点之前要进入梦想，中午睡半小时左右的午觉，这对调养心肝、预防悲秋有很大的帮助。

◎**秋食：**秋燥伤肝肺，扰乱人体气机，可导致悲秋情绪，故而秋季饮食需滋阴润燥，平时可多吃百合、秋梨、葡萄、蜂蜜、荸荠等食物以防秋燥。多吃富含B族维生素的食物，如全麦面包、蔬菜、鸡蛋等，有助于改善情绪。

◎**秋乐：**"喜胜悲，悲胜怒，怒胜思，思胜恐，恐胜喜"，平时多和亲朋好友交心、游玩，通过各种活动让自己开心，赶走悲秋情绪。也可以看些好玩的书或电视剧，让自己开怀大笑，把郁闷悲伤情绪疏散开来。

◎**秋治：**秋季阳气减退，阴气渐长，各种病毒也开始收敛，故而秋季正是调养疾病的大好时机。此时宜辩证调养，身心同治，往往事半功倍。

◎**秋晒：**天气晴好时适当晒晒太阳；尽可能增加室内光照时间，阴天在室内最好开灯，保证光线充足。因为光线也能调动人的情绪，光线阴暗会让人觉得压抑，而充足的光线可增加兴奋性，有助于改善悲秋情绪。

● 贴秋膘不可盲目，养肝要"收"着来

炎炎夏日，高温让很多人都没什么胃口，饭食清淡简单，两三个月下来，体重大都要减少一点。进了立秋，天气逐渐凉爽，食欲大增，总想吃点好的，把夏天"错过"的补回来，而补的办法就是"贴秋膘"。

"贴秋膘"应有度

"膘"即脂肪，"贴秋膘"的目的就是补充夏季流失的脂肪，为即将到来的寒冬做准备。于是很多人认为"贴秋膘"就是吃肉，吃火锅，吃羊蝎子，吃各种海鲜产品。殊不知这种补法会骤然加重脾胃及肝脏的负担，使长期处于疲弱的消化器官难以承受，导致消化系统功能紊乱，而且还容易造成热量摄取过剩，脂肪堆积，而肥胖是各种脾胃疾病、肝病、高血压、糖尿病、

高血脂等问题的诱因。

所以，"贴秋膘"一定要有度，收着点来。中医认为："虚则补之，实则泻之。""贴秋膘"也要遵循不虚不补、缺什么补什么的原则，摄取有度，切勿放纵自己的食欲，切勿盲目地乱补一通或进补过度。

因人而异"贴秋膘"

"贴秋膘"是门"技术活"，既要有度，也要符合个体需求，营养全面，这样才能达到良好的效果。

人群	进补原则	养肝这样吃
体弱者	"贴补"脾胃，提高脾胃运化能力，以使气血生化有源，肝脏有血可藏	◎入秋多吃些山楂、白萝卜、茯苓、芡实、山药、豇豆、小米等消食、健脾、和胃的食物 ◎天真正变凉后，适当吃一些肉
体虚者	辩证"贴补"，缺什么补什么，以提高肝、脾等脏腑功能	◎血虚：适合食用当归、阿胶、龙眼肉、红枣等益气养血的食物 ◎气虚：适合食用人参、黄精、党参、桔梗、山药等益气补气食物 ◎阴虚：适合食用黄精、玉竹、蜂王浆、桑葚、莲子、银耳等滋阴润燥食物 ◎阳虚：适合食用牛羊肉、蛹虫草、鹿茸、干姜、肉桂等温阳食物

小心这些"贴补"陷阱

◎ **凡肉必补：**"贴秋膘"自然少不了营养丰富的肉，但刚入秋时脾胃尚未恢复到正常功能，肉类食物不易消化，反而会加重肝脾负担，而消化不好又翻过来影响脏腑功能，所以"贴秋膘"应注意营养均衡，蔬菜、水果也不能落下。

◎ **无病乱补：**"贴秋膘"也要因人、因证而异，选用的进补药物、食材都要以身体状况而异。如果无病乱补，乱用药物，反而会打扰身体阴阳平衡，影响到肝肾、脾胃等脏腑的正常功能。

◎ **重进轻出：**只管"贴补"，不顾排出，很容易造成毒素在肝脏、肠道停留，可加重肝、肠负担，引起便秘、腹胀等不适。如果毒素堆积得太多，会耗损津液，导致阴虚燥热，出现目赤肿痛、小便赤黄、皮肤蜡黄暗沉、长痘痘等问题。

冬季养肝，要肝肾同补、助阳防寒

冬季天寒地冻，阴气渐盛，阳气敛藏，正是养肝补肾的好时节。

● 冬季进补，要肝肾一起补

冬季是自然界和人体阳气下降潜藏的季节，此时补肾填精是顺时而为，更容易纳藏。然而，很多人都不知道的是，补肾的同时别忘了养肝。

中医里有"肝肾同源"之说，主要体现在以下方面：

◎ **精血互生**：肝藏血，肾藏精，肝血依赖于肾精的滋养，肾精又依赖于肝血的不断补充，两者相互滋生、相互转化，而精血都化源于脾胃消化吸收的水谷精微。

◎ **阴液互养**：中医有阴阳五行之说，其中肝属木，肾属水，水能涵木，木能滋水。肝主疏泄和藏血，肝脏的实体属阴而功能属阳，肾阴能涵养肝阴，使肝阳不致上亢，而肝阴有资助肾阴再生的作用。二者相互滋生、相互制约，维持肝肾阴阳的充盛与平衡。

◎ **藏泄互用**：肝主疏泄，肾主闭藏，肝气的疏泄可使肾的闭藏开合有度，肾气的闭藏又助肝之疏泄不及和制约肝之疏泄太多，两者之间是相互制约、相互调节的关系。

人到中年，健康往往滑坡，身体发福，体力、精力与性功能逐渐衰退。很多人面对这种情况，第一反应就是补肾。其实光是补肾是不够的，往往效果不佳。这是因为人的五脏六腑、筋膜等都需要肝血的滋养，只得补肾，忘了养肝血，身体得到的"养分"不够，效果自然就不好了。

有的女性朋友一到冬天就手脚冰凉，以为是肾阳不够，补补阳气就好，其实这种情况不仅要补阳，也要养肝血。血液是带着温度循行身体各处的，这叫温养脏腑与四肢百骸。如果血液不够，则温养的力量不够，人的手脚就容易冰凉，而血液的循行又需要肾阳的推动。如果只是补肾阳，没有养肝血，温养不足，调养的效果也会差一些。

当然，如果只养肝阳而不补肾阴，则有可能肝阳失去制约导致上亢，让人觉得口干舌燥、眼睛干涩模糊，还会出现脾气暴躁、头痛、头晕等症，也就是俗称的"上火"。所以冬季调养身体，需要肝肾同补。

● 肝肾同补，要防大补伤肝

冬季寒冷，需要进补，但是冬季还"沿袭"了秋季的干燥，燥邪伤肺，肺燥伤肝，因此，冬季补养也要避免大补伤肝。

这样补伤肝脏

◎ **过量饮酒伤肝：** 天气寒冷，适当饮酒可加快血液循环，暖身驱寒。但是，如果过量饮酒，可损害肝脏细胞，甚至导致肝细胞坏死。

◎ **吃得太多太好：** 冬季气温较低，需要我们进食大量的食物以为身体提供抵御寒冷的热量，但如果晚上吃太多，就会加重肝脏的负担，扰乱肝脏的宁静，肝脏得不到休息，出现代谢紊乱，就为肝病的发生提供了条件。

◎ **吃太多补药：** 冬季是补肾强身的好季节，许多人常因此而吃一些补肾的药物。大多数药物都需要肝脏解毒，服用药物过多会对肝脏造成损害。

这样补养肝肾

◎ **多吃绿色蔬菜：** 冬季要注意多吃绿色蔬菜，如青菜、油菜、菠菜、芹菜、圆白菜等。还可以适量吃酸味食物，如山楂、酸奶、葡萄、苹果、猕猴桃、西红柿等。这些食物既能帮助消化，促进肝脏排毒，又能为身体提供丰富营养，有利于增强肝肾等脏腑功能。

◎ **多吃黑色食物：** 中医认为，黑色食物主要入肝肾二经，有补益肝肾的作用，所以冬季可适当多吃黑豆、黑芝麻、香菇、海带、黑枣、黑木耳和蓝莓等黑色食物，对改善肝肾不足所致的腰膝酸软、四肢无力、白发、小便不利、水肿、口干舌燥、眼睛干涩等有益。

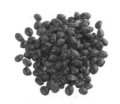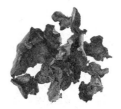

◎ **适当服用养肾补肝的中药：** 可选肉苁蓉、菟丝子、芡实、冬虫夏草、枸杞子、杜仲等有补肝肾作用的中药，以强肾气、养肝气，为来年的阳气升发做准备。如果有必要，可根据体质状况，适当选择柴胡、延胡索、女贞子、佛手等疏肝气的药物，以防进补太过而引起肝热。

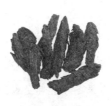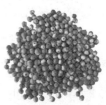

中医提示

酒是肝的宿敌，冬季要少饮酒；过量的脂肪会为肝病埋下隐患，冬季要少吃脂肪含量高的食物，尤其是肥肉、奶油；冬季进补或服药需要在专业医生的指导下进行。

● 天寒地冻，养肝重在助阳防寒

中医认为，寒为阴邪，易伤阳气。阳气有温煦四肢、通调水道的作用，同时随气血运行至周身，为人体正气添砖加瓦，以抵挡外邪。但是，寒邪拦路，不仅损害阳气，也阻碍了气血运行，使各个脏腑得不到足够的"粮食"，时间久了脏腑就会因"营养不良"而"罢工"。冬季气温低，正是寒邪作祟之时，因而这个阶段养肝，助阳防寒很关键。

注意保暖，挡住寒邪

寒气是个"欺软怕硬"的家伙，它通常会寻找人体最容易入侵的部位"进攻"，所以挡住寒邪，打好养肝保卫战，最简单"粗暴"的办法就是穿暖了，从源头上切断寒气进入人体的通道。

◎ **外出戴帽子：** 头部是"诸阳之会"，体内阳气最容易从头部走散，所以冬季出门时戴一项保暖的帽子很有必要。

◎ **外出戴围巾：** 颈部分布着大椎穴等重要穴位，一旦受寒，寒气最容易入侵身体，影响全身的气血运行，所以冬季出门别忘了戴一条保暖的围巾。

◎ **穿贴身棉背心：** 中医称"背为阳"，是"阳脉之海"，又是督脉经络循行的主干，总督人体一身之阳气。如果冬季背部受寒，寒邪就会从背部经络上的诸多穴位进入人体，入侵各个脏腑，从而使人免疫力降低，诱发许多病患或使原有病情加重。所以建议冬季加穿一件贴身的棉背心，以增强背部保暖。

◎ **注意脐腹部保暖：** 冬季严禁暴露脐腹部，因为脐腹部皮肤血管分布较密，表面散热迅速，一旦受寒，腹腔内的血管可立即收缩，导致疼痛，甚至会影响到肝、脾胃等脏腑功能的正常运行，所以冬季不论穿衣还是睡觉，都要注意脐腹部的保暖。

◎ **注意腿脚保暖：** 足部、腿部是肝经循行的必经之地，如果腿脚部位受寒，可使肝经气滞血凝，导致关节炎、胸胁疼痛、乳房胀痛、月经不调、痛经等问题。冬季可经常用温水泡脚，之后揉搓脚底的涌泉穴，以促进血液循环、补益肝肾、提升正气。

晒太阳，让身心暖起来

晒太阳是过冬必不可少的一项活动，也是补阳气、疏肝气的好办法。冬季属阴，太阳就像一把火，能驱散阴寒，冬季经常晒太阳能够"晒"掉身体里的寒气，让身体暖和起来，使身体里的气血流动起来，有助于补充身体内部的阳气。

冬季气候寒冷，人的心情也容易受影响变得低落，特别是本身就敏感或有抑郁情绪的人，很容易"多愁善感"起来。之所以建议要多晒太阳，一是明亮的光线能增加兴奋性，有助于改善心情；二是晒太阳需要走出去，让身体活动起来，这样可以达到分散注意力的目的，无形中化解郁闷情绪。肝主疏泄，负责调畅情志，人心情好了对肝的疏泄功能有很大助益。

所以到了冬季，不要总是"葛优躺"，天气晴好时多到外面活动活动，晒晒太阳。不过，冬季晒太阳也有点儿"讲究"：

◎ **晒对时间**：冬季日照时间短，强度也不似夏季那么强，所以建议晒太阳选择在上午9~11点，下午2~4点。时长可从5~10分钟起逐渐增加至30分钟左右。当然，晒太阳的时间和时长也要以天气情况和个人身体而定。

◎ **晒对部位**：晒太阳的最佳部位为背部、手部及腿部，这些部位集中了肝肾脾肺等重要经穴，晒后有通经活络、助阳祛寒、疏肝理气、健脾润肺、强健骨骼的作用。

合理饮食，助阳驱寒

冬季天冷，可适当吃一些温补的食物，如核桃、枸杞、羊肉、黑芝麻、龙眼肉等，以补肝肾之气、助阳驱寒。畏寒怕冷、一到冬季就手脚冰凉的人，可以用羊肉搭配生姜、红枣、枸杞子炖汤喝，能补阳强肝，赶走寒气，温暖身体。

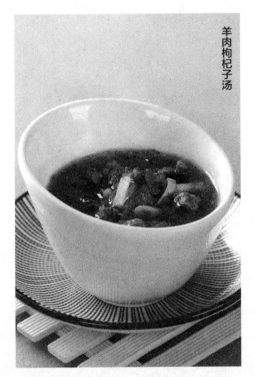

羊肉枸杞子汤

中医提示

晒太阳时身体的温度会升高，还可能会出汗，会消耗掉身体里的一部分水分，所以晒太阳时最好带上水杯，时不时地喝上一口，以免出现口渴难受的现象。另外，晒太阳后要注意室外和室内的温差，适当增减衣物，防寒保暖，预防感冒。

中医提示

食物补阳也要注意适量，过量可加重脾胃负担，还有可能导致体内生热，使肝阳上亢而导致"上火"，出现口疮、口干舌燥、目赤肿痛、小便赤黄等。

第五章

吃对喝对，养好肝脏防肝病

肝脏是人体里一个巨大的"化学工厂"，

血液运行、脾胃消化、水液代谢都离不开它。

要维持这个"化学工厂"的正常运作，

就要吃对喝对，

为它提供充足的营养供给，

让身体时刻保持一个良好的状态。

五色入五脏，青色食物最养肝

在中医五行里，肝属木，青也属木，青色和人体的肝脏相对应，青色有助于疏通肝气、滋养肝血、清除肝火。所以，调养肝阳宜多吃青色食物。

何为青色食物

青色食物其实相当于我们生活中的绿色食物，大部分蔬菜都属于这个范围。常见的对肝有益的绿色食物有菠菜、油菜、茼蒿、芹菜、绿豆、青苹果、青葡萄等。

青色如何养肝

调养肝脏，青色食物是理想选择，其对肝脏的调养作用主要体现在以下方面：

◎ 清肝泻火

中医里所说的"青"有两层含义：一是清理的意思，二是寓指青色的食物。也就是说多吃一些青色的食物，可以清肝泻火，预防肝气过盛而导致的病症。

青色食物之所以能清泄肝火，多是因为大部分的青色食物性质偏凉，凉能清肝、败火，并作用于肝、胆，调节肝脏功能，有缓解伤筋、劳肝之苦的功效。因此，我们的日常饮食中一定要有青色食物，以让肝更加舒爽、条达。

◎ 助肝排毒

"肝为将军之官"，在人体中默默承受着解毒的繁重工作，我们吃的食物以及身体产生的代谢物都需要肝脏分解。绿色食物中富含大量的膳食纤维，能润肠通便，帮助身体将一部分毒素排出体外，从而减轻肝脏的负担。

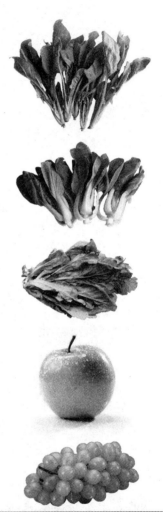

中医提示
多吃青色食物，不等于不吃肉。青色食物可以养肝，也要搭配适量的肉类，以为身体提供全面的营养支持，同时也不会给肝脏增加负担。

适当吃酸，柔肝养血效果好

中医认为："酸入肝。"意思是酸性"滋肝阴，养肝血"，适当食用有柔肝、调肝的作用。人只有肝阴、肝血充足，肝脏的各项生理功能方可正常发挥。所以，日常饮食中我们需要加点儿酸。

酸味食物为何养肝

酸味食物入肝养肝，肝旺可以舒达脾土之气，开胃消食。酸味食物也具有收敛固涩的作用，能帮助改善腹泻的问题。

酸味食物还有促进血液循环、增强肝脏功能的作用，肝血虚的人适量吃一些酸味食物，可柔肝养血，促进肝血再生，从而达到改善血虚的目的。

日常生活中，常见的酸味食物主要有乌梅、山楂、西红柿、橄榄、枇杷、石榴、菠萝、柠檬、桑葚、酸枣仁、醋等。

春少酸，秋多酸

酸味食物虽是调养肝脏的好手，但是吃酸也要讲究季节——春少酸，秋多酸。

春季阳气升发，肝气旺盛，而酸味可助长肝气，此时多吃酸易使肝气过盛而损害脾胃，导致脾胃功能失调。中医倡导春季"少酸增甘"，也就是多吃有助于增强脾胃功能的甘味食物，少吃可收敛肝气、助长肝气的酸味食物。

到了秋季，我们需要对酸味食物"友好"一些——"减辛增酸，以养肝气"。这时秋季阳气渐退，阴气渐长，需要吃一点儿酸味的食物，把肝阳收敛起来，以顺应秋季的敛纳之气。

"酸"与"青"，调肝养肝之绝配

酸味食物和青色食物都是养肝保肝的理想选择，如果两者联手，是强强联合。日常饮食中，不妨多试试酸味食物和青色食物的搭配，于细微处保护好肝脏。

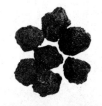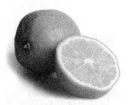

中医提示

中医认为："酸伤筋。"酸走筋，肌肉萎缩、关节炎患者不宜多吃酸味食物。酸味有"收敛""凝滞"作用，故而咳嗽有痰，或有腹泻及排尿不畅者，不宜食用酸味食物，以免阻碍病邪的排出。另外，酸味食物对肠道有刺激作用，有消化性溃疡、胃酸过多者，也不适宜多吃酸味食物。

菠菜

滋阴平肝，养血止血清热毒

养肝调肝功效

《本草纲目》中说："（菠菜）通血脉，开胸膈，下气调中，止渴润燥。"菠菜性凉，味甘，具有滋阴平肝、止咳润肠、健脾开胃等功效，对肝气不舒并发胃病，以及春季里因为肝阴不足引起的高血压、头痛目眩、便秘和贫血等有较好的食疗作用。

养肝调肝食疗方

肝血虚、贫血：鲜菠菜 250 克，洗净，切段；兔肝 2 个，洗净，切片，入沸水锅中煮熟，然后加菠菜煮软，加盐、香油调味。每周 1~2 次。

视物不清：菠菜 200 克，洗净，入沸水中稍微氽烫；鲜藕 200 克，去皮切片，入沸水中氽烫至断生。将菠菜、莲藕一起加盐、香油、醋拌匀。

肝阳头痛、目眩、便秘：取鲜菠菜及根 100 克，洗净后，用开水烫 3 分钟，捞起加香油拌食。每天 2 次。

这样吃更养肝

菠菜 + 动物血 → **养肝调血，缓解肝血不足之脸色苍白、月经不调等**

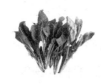 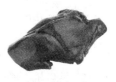

菠菜 + 猪肝 → **补血调肝，防止缺铁性贫血**

食用禁忌

菠菜性凉，含有草酸，肠胃不佳及患有结石病的人不宜多吃。

菠菜含有草酸，不能直接与牛奶、豆腐、黄豆等富含钙的食物同食，要先在沸水中氽烫去除草酸。

菠菜鸭血枸杞汤

原料： 鸭血 200 克，菠菜 150 克，枸杞子、葱、姜、香油、盐各适量。

做法：

1. 鸭血切薄片；菠菜去根、老叶，洗净、切段，放入沸水中焯一下，捞出沥干水分；葱洗净，切段；姜洗净，切片。

2. 砂锅内倒适量清水，放入葱段、姜片、鸭血、枸杞子，先用大火煮开，然后转中火炖煮。

3. 鸭血将熟时，放入菠菜，加盐调味后再煮 2~3 分钟，淋入香油即成。

功效： 滋阴肝，养肝血。适用于肝火过旺、肝阳上亢、肠燥便秘者。

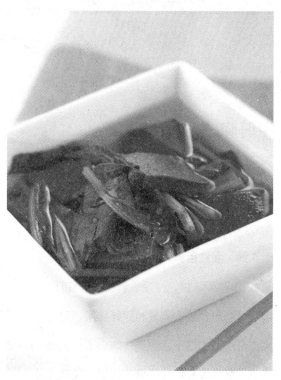

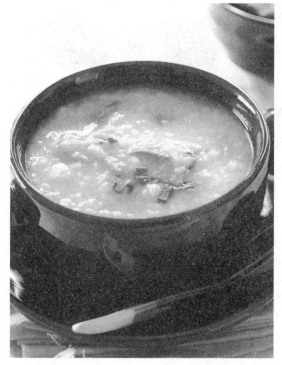

菠菜猪肝粥

原料： 菠菜 120 克，猪肝 80 克，粳米 100 克，盐、姜、大葱各适量。

做法：

1. 猪肝先用清水冲洗一遍，切成薄片，然后反复冲洗至没有血水渗出；菠菜洗净，去根切段；粳米淘洗干净；姜、大葱洗净，切丝。

2. 锅内加 1200 毫升左右冷水，放入粳米，大火煮沸后改小火煮成粥，放入肝片、菠菜、姜丝、葱丝，煮至猪肝熟透，加盐调味即可。

功效： 养肝补血。特别适合肝血虚、贫血者。

芹菜

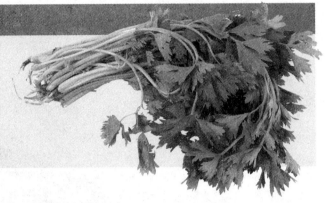

平肝降压，清热解毒

养肝调肝功效

《本草推陈》中记载："（芹菜）治肝阳头痛，面红目赤，头重脚轻，步行飘摇等症。"芹菜味甘，性凉，具有平肝降压、镇静、消热止咳、健胃利尿等作用，对肝火过旺所致的口干舌燥、气喘心烦、头痛失眠、多梦等有较好的食疗作用。芹菜还有清热排毒的作用，对预防肥胖、预防脂肪肝有益。

养肝调肝食疗方

肝郁头痛：芹菜茎适量，洗净，加百合一起捣烂，取汁饮用。每日2次。

肝郁失眠：芹菜茎90克，酸枣仁9克，水煎服，每日2次。

高血压：芹菜50克，洗净切末；粳米100克，淘洗净后加水煮粥，粥将熟时加芹菜末拌匀煮熟。佐餐食用。

便秘：芹菜200克，洗净切段，与鸡蛋同炒。佐餐食用。

这样吃更养肝

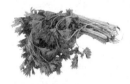

芹菜 + 百合 → **平肝清热、养心安神，适合肝火上炎所致的失眠多梦**

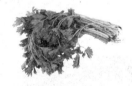

芹菜 + 牛肉 → **养肝补血、利尿降压，是高血压人群的理想选择**

食用禁忌

芹菜有降血压作用，故血压偏低者慎用；芹菜性凉质滑，脾胃虚寒、大便溏薄者不宜多食。

芹菜叶中所含的营养素比茎多，所以吃芹菜时不要将芹菜叶丢掉。

凉拌芹菜海带丝

原料： 芹菜梗200克，海带丝100克，水发黑木耳50克，老抽、醋、香油、盐、白糖各适量。

做法：

1. 黑木耳洗净切丝；芹菜梗洗净切段，煮3分钟后捞起沥干。

2. 锅里加适量水烧开，放入黑木耳丝、海带丝煮熟，捞出沥干；然后下芹菜段煮3分钟，捞起沥干。

3. 将海带丝、黑木耳丝、芹菜梗加老抽、醋、香油、盐、白糖拌匀即成。

功效： 清热排毒，滋阴平肝。尤其适合高血压患者。

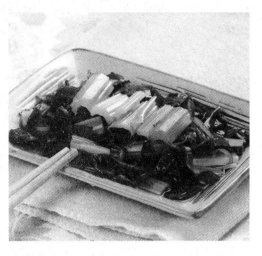

芹菜牛肉粥

原料： 带根芹菜100克，粳米200克，瘦牛肉50克，盐适量。

做法：

1. 芹菜洗净，切末；牛肉洗净蒸熟，切末。

2. 将粳米倒入锅中，加水煮成粥，加入芹菜末、熟牛肉末，继续煮3分钟左右，加盐调味即成。

功效： 清热凉血，滋阴平肝。适合肝肾阴虚所致的面色苍白或萎黄、腰膝酸软、便秘等症。

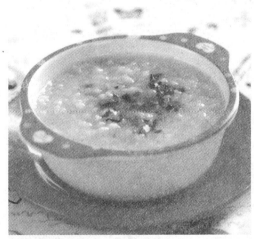

芝麻拌芹菜

原料： 芹菜300克，胡萝卜50克，蒜、盐、香油、熟白芝麻各适量。

做法：

1. 芹菜洗净，切段；胡萝卜洗净，切成与芹菜段等长的丝；蒜切末。

2. 锅中加水烧开，把芹菜和胡萝卜焯至断生，捞出沥干水分，放凉。

3. 将芹菜、胡萝卜和盐、蒜末、香油搅拌均匀，撒上熟白芝麻即可。

功效： 清热凉血，平肝降压。特别适合肝火盛者及高血压病患者。

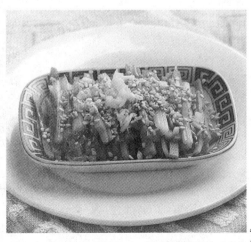

西蓝花

强肝降压，提高免疫

养肝调肝功效

西蓝花含有丰富的维生素 C，能活化肝脏中的酶类，增强肝脏对毒物和致癌物的解毒能力，提高机体免疫力。多吃西蓝花，对预防肝脏疾病、促进肝病的痊愈有一定的作用。

这样吃更养肝

 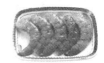

西蓝花 + 虾仁 → 滋补肝肾，增强体质

西蓝花 + 大蒜 → 益肝降脂，适合高血压、高血脂患者

养肝调肝食谱

蒜香西蓝花

原料：西蓝花 500 克，大蒜 2 瓣，植物油、盐各适量。

做法：

1. 西蓝花洗净，掰成小朵；大蒜洗净，切片。

2. 锅里加水烧开，放入西蓝花煮 2 分钟左右，捞出过 2~3 遍凉水。

3. 炒锅内倒入植物油烧热，倒入西蓝花猛炒 3 分钟左右，放入大蒜和盐，翻炒均匀即可。

功效：降压降脂。适合高血压、高血脂、肥胖人群。

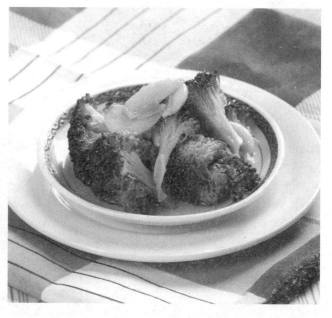

韭菜

滋阴平肝，助肝气升发

养肝调肝功效

李时珍认为，韭菜"叶热根温，功用相同，生则辛而散血，熟则甘而补中，乃肝之菜也"。韭菜具有温中补肾、平肝潜阳、行气理血、润肠通便等功效，对肝血不足或肝血瘀滞所致的痛经、面色萎黄，以及肝肾阳虚之便秘有较好的改善作用。

食用禁忌

胃虚有热、消化不良者不宜吃韭菜。

这样吃更养肝

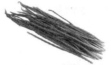
韭菜 + 核桃 →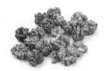
温补肝肾，适宜四肢无力、身体虚弱者

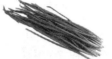
韭菜 + 虾仁 →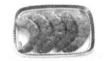
滋补肝肾，增强体质

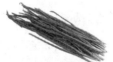
韭菜 + 动物肝脏 →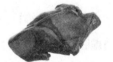
补气益肾，补肝养血

养肝调肝食谱

韭菜核桃炒虾仁

原料：韭菜 500 克，核桃仁、鲜虾仁各 50 克，盐适量。

做法：

1. 韭菜洗净，切段；核桃仁用开水烫 5 秒钟，剥皮；虾仁洗净。

2. 锅加油烧热，下核桃仁、虾仁炒至八成熟，再下入韭菜段炒软，加盐调味即可。

功效：滋补肝肾。适用于肝气虚或肾虚所致的腰膝酸软、视力疲劳。

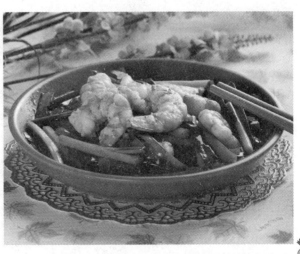

山药

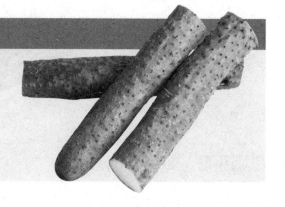

滋补肝肾，补益脾胃

养肝调肝功效

养肝的同时要健脾胃，山药补而不腻，香而不燥，具有健脾养肾、固肾益肝的功效，对肝肾亏虚所致的消化不良、食欲不振，以及脾虚泄泻有食疗作用。研究还发现，山药中所含的胆碱能镇静大脑，抗肝昏迷。

养肝调肝食疗方

肝郁脾虚型腹泻： 山药（干）250克，莲子、芡实各120克，共研细粉。每次取两三匙，加白糖适量，蒸熟当点心吃，每日一两次。

肾虚肝热型遗精： 山药（干）、芡实、麦冬各15克，人参10克，五味子3克。水煎取汁，每日1剂，分2次服。

肝火犯肺型咳嗽： 新鲜山药100克，煮熟去皮，捣烂，与半杯甘蔗汁混合均匀后食用。每日1次。

食用禁忌

山药有收敛作用，感冒患者、肠胃积滞者不宜多吃。

山药淀粉含量很高，糖尿病患者不宜一次吃得太多，以免影响餐后血糖稳定。

这样吃更养肝

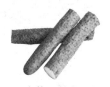 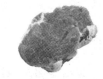

山药 + 羊肉 → 滋补肝肾，温胃助阳，适合身体消瘦虚弱、四肢无力者

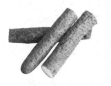

山药 + 蜂蜜 → 润肠通便，清热排毒，适合肝火旺盛者

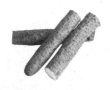

山药 + 黑木耳 → 清热解毒，清肝益脾，凉血养血

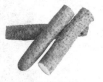

山药 + 枸杞子 → 滋补肝肾，健脾益胃，清除肺热

山药拌枸杞

原料：山药 300 克，枸杞子 10 克，柠檬 30 克。

做法：

1. 将枸杞子洗净，放入热水中浸泡 10 分钟；将柠檬榨汁备用。

2. 山药去皮洗净，切条状，放入含柠檬汁的冷水中浸泡 2~3 分钟。

3. 将山药、枸杞子捞起沥干水分，装盘即可。

功效：滋补肝肾，健脾益胃，对脾胃虚弱、体虚乏力、四肢酸软无力等有食疗作用。也适合肺虚体热、咳嗽气喘及各种肺阴亏虚之证。

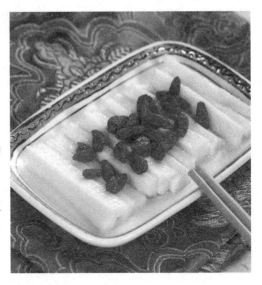

清炒山药土豆片

原料：山药 50 克，土豆 30 克，植物油、葱、姜、盐各适量。

做法：

1. 山药去皮，切片；土豆洗净去皮，切片；葱、姜切末。

2. 锅内放植物油烧热，加葱末、姜末爆出香味，放入土豆片翻炒，再放山药片同炒，最后放盐调味即可。

功效：宽肠厚胃，降脂排毒。适合脂肪肝、高血压人群，还有防治便秘的作用。

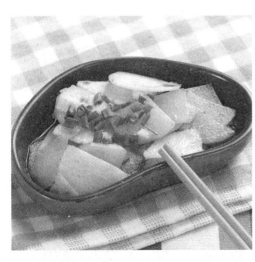

黑木耳炒山药

原料：山药 400 克，水发木耳 50 克，盐、料酒、葱、姜各适量。

做法：

1. 山药洗净，去皮，切成菱形片，入沸水中焯 30 秒后捞出过凉水；水发木耳择洗干净，撕成小块，焯水后捞出沥干；葱、姜洗净，切丝。

2. 锅内放油烧热，下葱、姜丝爆香，倒入山药和木耳，烹入料酒，撒上盐，翻炒均匀即可。

功效：清热解毒，降脂降压。适合高血压、脂肪肝人群。

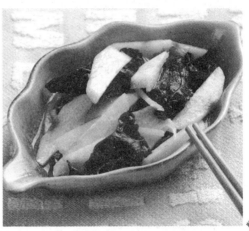

苦瓜

清热养肝，降脂排毒

养肝调肝功效

苦瓜富含维生素、钙、铁、磷、苦瓜苷、苦味素等多种营养成分，经常使用能清热解暑、清肝明目、润肠排毒、降压降脂。夏季多吃苦瓜，还能平抑肝火，增强肝功能。苦瓜还能改善因肝火上炎所致的色斑、心烦，肝阳上亢所致的高血压等症。

养肝调肝食疗方

肝热眼痛：鲜苦瓜 500 克，鲜桑叶 30 克，鲜菊花 50 克，水煎服，每日 2 次。

心烦：苦瓜 500 克，洗净，去瓤，切块，与猪瘦肉 250 克一起煮汤，加盐调味。佐餐食用。

口干、便秘：苦瓜 500 克，洗净，去瓤，切片，加白糖、香油、盐拌匀。佐餐食用。

食用禁忌

苦瓜性寒，脾胃虚寒的人要少吃，尤其不能吃生苦瓜；女性在月经期间也应少食。平素大便溏稀、小便清长、纳差怕冷、面色白、舌淡脉沉的人不宜常吃苦瓜。

苦瓜有降压降糖的作用，低血压、低血糖者不宜多吃。

这样吃更养肝

 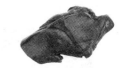

苦瓜 + 猪肝 → 清肝火、养肝血、明目，尤其适合夏季食用

 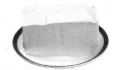

苦瓜 + 豆腐 → 清热解毒，清除心、肝之火，营养全面

 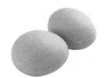

苦瓜 + 鸡蛋 → 营养丰富，养肝排毒

 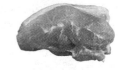

苦瓜 + 瘦肉 → 清肝排毒，营养全面，适合高血压者

苦瓜炒肉丝

原料： 苦瓜 300 克，猪瘦肉 50 克，盐适量。

做法：

1. 将苦瓜切段，用盐腌制片刻除掉苦味，再横切成片；猪肉洗净，切成丝。

2. 锅烧热加油适量，油热后下肉丝煸炒一下，再放入苦瓜一起煸炒片刻，加水适量，焖烧 5 分钟，加盐调味即可。

功效： 清肝热，促进排毒，适宜高血压人群。

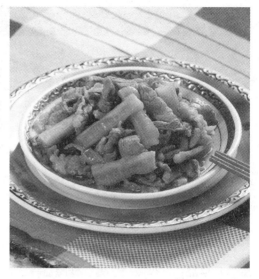

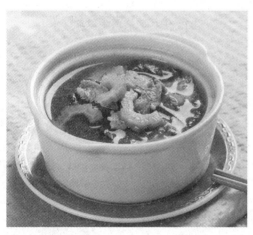

苦瓜莲叶瘦肉汤

原料： 苦瓜 30 克，鲜莲叶 1 张，猪瘦肉 50 克，盐适量。

做法：

1. 将苦瓜对半切开，去囊洗净，切成片；鲜莲叶、猪瘦肉洗净，均切片。

2. 把全部用料一起放入锅内，加清水适量，大火煮沸后，小火煮约 1 小时至肉熟，加盐调味即可。

功效： 清热解毒，清凉解表。适用于肝热所致的目赤肿痛、口臭等，还可防治暑湿感冒。

蒜泥苦瓜

原料： 苦瓜 500 克，酱油、豆瓣酱、盐、彩椒丝、蒜泥、香油各适量。

做法：

1. 将苦瓜剖两半，去瓤洗净，切 1 厘米宽的条，在沸水中烫一下，放入凉开水中浸凉捞出，控净水分。

2. 将苦瓜条加彩椒丝和盐后，控出水分，加入酱油、豆瓣酱、蒜泥、香油，拌匀即可。

功效： 清肝明目，祛火解毒。对肝火过于旺盛所致的目赤肿痛、小便赤黄等有改善作用。

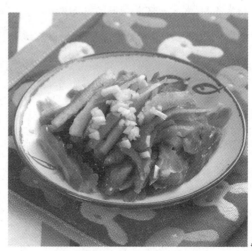

栗子

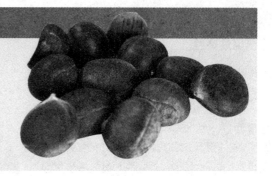

滋补肝肾，强壮筋骨

养肝调肝功效

对于肝肾不足的人来说，栗子是理想的食疗佳品，它有滋补肝肾、健脾益胃、强筋壮骨、活血止血等多种功效。适量食用栗子，能防治高血压、动脉硬化、骨质疏松等多种疾病，还能促进脂肪代谢，起到减肥排毒、防治脂肪肝的作用。

养肝调肝食疗方

肝肾不足：每日早晚各吃生栗子一两颗，细嚼缓咽，长期服用有效。

腰腿无力：栗子10颗，猪肾1个，薏米、粳米各50克，一起煮成粥。佐餐食用。

便血：每天生吃5~8颗栗子，对便血有缓解作用。

咳喘：栗子、核桃仁各等量，去壳取肉，炒香研末，混合均匀，加蜂蜜拌匀，入锅煮沸，待晾温后装瓶。每次取2匙，温水冲服。每日2次，早晚服用。

食用禁忌

脾胃虚寒者不宜生吃栗子，最好煮食；栗子淀粉含量高，糖尿病患者不宜多吃。

产妇、小儿便秘者不宜多吃栗子。

这样吃更养肝

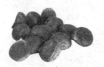
栗子 + 鸡肉
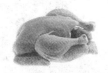
→ **养血护肝，益气强身，**适合肝肾不足、脾虚者

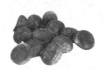
栗子 + 牛肉

→ **滋补肝肾，强身健体，**适合肝肾不足、身体虚弱者

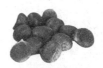
栗子 + 红枣
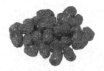
→ **补肝肾，益气血，**改善气血不足所致面色苍白

栗子白菜焖竹笋

原料：栗子 50 克，白菜心 100 克，植物油、火腿、竹笋、香油、盐各适量。

做法：

1. 将白菜心洗净，切成长条；火腿、竹笋切成片；栗子去皮切开。

2. 锅烧热加油，烧成六成热时，下入栗子、白菜，稍微炸一下，捞出控净油。

3. 锅内留底油，加火腿片、竹笋片翻炒，再加白菜心、栗子、盐，大火烧开，用小火焖 5 分钟，淋香油出锅即可。

功效：益肝肾，补脾胃。适合食少无力、脾胃不足、肝肾不足者。

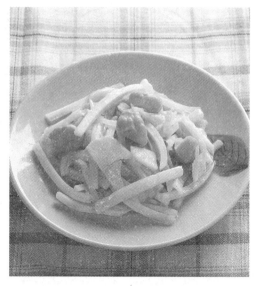

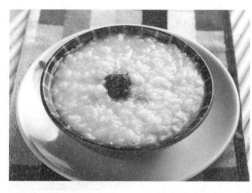

红枣栗子粥

原料：粳米 100 克，栗子 8 个，红枣 6 枚。

做法：

1. 粳米洗净，用清水浸泡 30 分钟；栗子煮熟之后去皮，捣碎；红枣洗净去核。

2. 将粳米、栗子、红枣放入锅中，加清水煮沸，转小火煮至粥成即可。

功效：补肝益肾，益气养血。肝肾不足、气血虚的人食用再合适不过了。

栗子红枣炖鸡

原料：鸡腿肉 500 克，栗子 100 克，红枣 10 枚，葱段、姜片、水淀粉、酱油、料酒、盐各适量。

做法：

1. 鸡腿肉洗净，切成块；红枣用热水泡软；栗子去壳、皮，取仁。

2. 鸡肉冷水下锅，大火煮沸后捞出冲净。

3. 锅洗净，加油烧热，加入葱段、姜片煸炒，放入栗子、鸡块，倒入料酒、酱油，加入适量水、红枣。

4. 大火煮开后改小火炖 1 小时左右，用水淀粉勾芡，加盐调味，至收汁即可。

功效：补气健脾，养血护肝。适用于贫血、眩晕、身体羸弱者。

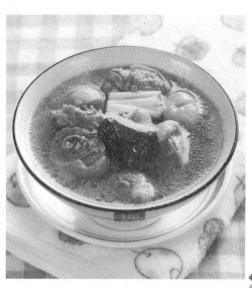

冬瓜

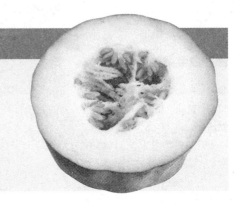

清肝胆湿热，预防脂肪肝

养肝调肝功效

冬瓜是清热解毒、利水消痰、除烦止渴、祛湿消肿的佳品，常用于肝胆湿热所致的心胸烦热、小便不利，肝火过盛所致的面色萎黄、色斑，以及肝硬化腹水、高血压等症的食疗。冬瓜有消肿排毒的作用，常吃能减少香烟、酒精对身体的伤害。常吃冬瓜还能预防肥胖，而肥胖是导致脂肪肝的主要元凶。

养肝调肝食疗方

糖尿病（消渴症）、肝热眼痛： 冬瓜1个，去皮及瓤，切块，捣汁，每次约服1杯，每日两三次。

小便赤黄： 冬瓜皮250克，加适量水煎汤，晾凉后饮用。

高血压、水肿： 冬瓜皮100克，玉米须30克，白茅根30克，水煎取汁，每日1剂，分3次服用。

食用禁忌

冬瓜性寒，脾胃气虚、腹泻便溏、胃寒疼痛者，以及经期女性、寒性痛经者忌食冬瓜。

冬瓜皮营养丰富，如果用冬瓜炖汤，最好连皮一起炖。

这样吃更养肝

 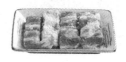

冬瓜 + 排骨　→　营养全面，清热祛火，消除水肿

 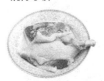

冬瓜 + 鸭肉　→　祛湿除热，改善肝胆湿热及暑湿症状

 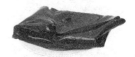

冬瓜 + 海带　→　祛脂降压，清热利尿，适合高血压、脂肪肝、肥胖者

鸡丝炒冬瓜

原料： 冬瓜 250 克，鸡腿肉 50 克，青椒 100 克，葱花、盐、香油、植物油、料酒、淀粉、胡椒粉各适量。

做法：

1. 将鸡腿肉洗净、切成丝，用淀粉、料酒抓匀；青椒洗净，切丝；冬瓜洗净，切小片。

2. 锅里放油烧热，先下葱花爆出香味，再下鸡丝，快速滑开，避免粘成一团。

3. 然后下青椒、冬瓜，加盐翻炒片刻，加胡椒粉翻炒片刻，快出锅时放香油即可。

功效： 解渴消暑，利尿祛湿。适合肝火过盛者，有预防上火、生疮的作用。

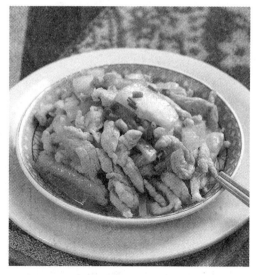

薏仁冬瓜排骨汤

原料： 薏仁 30 克，排骨 150 克，冬瓜 100 克，冬菇 3 朵，姜 2 片，盐适量。

做法：

1. 将薏仁、排骨洗净；薏仁用水泡 3 小时、冬瓜洗净、切块；姜切片；冬菇泡发，切开。

2. 将排骨先用水煮一下，滤去血水。

3. 砂锅放水，下入排骨、薏仁、冬瓜、姜，盖上煲盖，水开后关小火，煲 50 分钟左右，加盐即可。

功效： 清热解毒。适合高血压、动脉硬化、单纯性肥胖以及脂肪肝、高血脂者。

冬瓜煲鸭肉

原料： 鸭半只，冬瓜 300 克，葱段、姜片、料酒、盐各适量。

做法：

1. 鸭肉洗净，剁成块，入沸水中氽烫后冲净；冬瓜洗净，去瓤、子，切块（不要去皮）。

2. 炒锅放植物油烧热，放入葱段、姜片爆香后，放入鸭肉、料酒翻炒片刻，然后盛入砂锅中。

3. 砂锅中倒入清水，大火烧沸后放入冬瓜，小火煲至软烂，加入盐搅匀即可。

功效： 清热除湿。适合肝经湿热者及暑湿严重时食用。

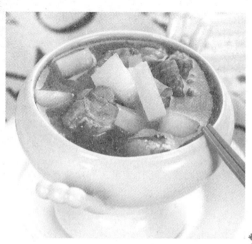

香菇

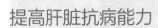

提高肝脏抗病能力

养肝调肝功效

《本草纲目》中说,香菇能"益气不饥,治风破血,化痰理气,益味助食,理小便不禁"。肝气不足的人经常吃香菇,有益气理气的作用。研究还发现,香菇中的香菇多糖能增强细胞免疫能力,有促进肝细胞修复的功效。另外,香菇中的某些成分对降低血脂有益,经常吃香菇有助于加强心脏、肝脏的生理功能。

养肝调肝食疗方

呕吐:香菇3朵,浸于热水内,泡15~20分钟,待水微黄饮用,用于食物中毒引起的呕吐和泄泻。

贫血:香菇5朵,清水煎服,1日1次,连服2个月,可治营养不良及轻度失血性贫血等。

高血脂:香菇3朵泡发,洋葱半个,加调味料一起炖煮。经常食用,有助于降血脂。

食用禁忌

香菇不宜用开水泡发,以免其所含的多糖、氨基酸等水溶性成分大量溶解于水中,破坏其营养。也不宜用冷水浸泡,用冷水泡既不容易泡开,也影响香菇香味的释放。最好用温水泡发香菇。

这样吃更养肝

 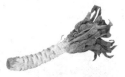

香菇 + 莴笋 → 利尿通便,降血压、降血脂

香菇 + 西蓝花 → 滋补元气,改善肝气不足所致的体虚乏力、食欲不振等

 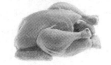

香菇 + 鸡肉 → 鲜香味美,滋补肝肾,增强体质

香菇芹菜鸡肉粥

原料：粳米 100 克，干香菇 3 朵，鸡胸肉 100 克，芹菜 1 根，盐适量。

做法：

1. 鸡肉切丝，用水浸泡后冲洗 2~3 遍，以去除血水；香菇泡软切丁；芹菜洗净，切末；粳米用清水浸泡 30 分钟。

2. 粳米连同泡米水一起放入锅中，大火煮开，加鸡肉丝、香菇丁，转小火煮至粥熟，加入盐、芹菜末搅匀即可。

功效：增强肝肾功能，促进肝细胞修复。适合肝病患者、肝肾气虚者食用。

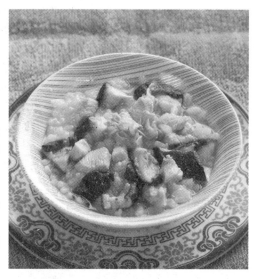

小米香菇粥

原料：小米 50 克，鲜香菇 50 克，盐适量。

做法：

1. 小米淘洗干净，鲜香菇择洗干净，切成小丁。

2. 锅内放入清水、小米煮粥，大火煮沸后放入香菇丁，小火煮至熟烂，加盐调味即可。

功效：温胃养胃，养肝补血。适合肠胃虚寒、腹泻，以及肝血不足所致的四肢酸软、身体乏力者。

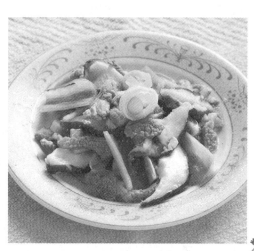

香菇炒肉片

原料：猪瘦肉 100 克，鲜香菇 5 朵，青椒 1 个，植物油、酱油、淀粉、葱、盐各适量。

做法：

1. 香菇去蒂，洗净，切片；猪瘦肉切薄片，加淀粉、酱油拌匀，腌 10 分钟；青椒洗净切片；葱切末。

2. 锅内放油，烧热后大火爆炒肉片，肉片将熟时加香菇片、盐和少许水，继续翻炒至香菇变软。

3. 加入青椒片略炒至变色即可。

功效：调和肝脾，补虚强身。适合营养不足、身体虚弱者。

百合

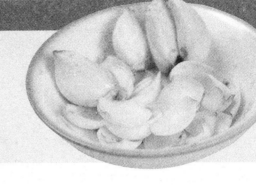

清心安神，助养肝血

养肝调肝功效

百合养阴润燥、清心安神，常用于阴虚燥咳、劳嗽咳血、虚烦惊悸、失眠多梦、精神恍惚等症。虽然百合看起来是调理心肺之品，其实脏腑相连，心之血脉、肺气肃降与肝藏血、主疏泄功能息息相关，调理心肺亦对肝脏有益。另外，研究还发现，百合所含的秋水仙碱具有抗肝纤维化和肝硬化的作用。经常食用百合，能有助于增强肝脏功能，预防和缓解脂肪肝。

养肝调肝食疗方

失眠： 干百合15克，酸枣仁20克，水煎取汁。每日1剂。

低热： 鲜百合50克，粳米60克，加水煮粥，用白糖调味食用。

咳嗽： 鲜百合30克，麦冬9克，桑叶12克，杏仁9克，蜜炙枇杷叶10克，加水煎取药汁。每日分2次服。

中暑、乏力： 鲜百合50克，冬瓜400克，鸡蛋1个。将百合洗净撕片，冬瓜切薄片，加水煮沸后，倒入鸡蛋清，酌加油、盐拌匀熬汤，至汤呈乳白色时起锅食用。

口舌生疮、目赤肿痛、心烦失眠： 干百合15克，莲子芯5克，水煎取汁，代茶饮用。

食用禁忌

百合性凉，风寒咳嗽、虚寒出血、脾胃不佳者忌食百合。

黑瓣、烂芯或霉变的百合不能食用。

这样吃更养肝

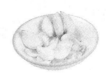

百合 + 莲子 → 清心肝之火，改善睡眠

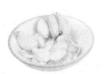 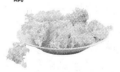

百合 + 银耳 → 滋阴清热，适合心肝火旺之人

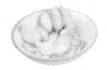

百合 + 芹菜 → 清热解毒，降脂降压，适合"三高"人群

百合圆枣粥

原料：干百合 25 克，桂圆肉 50 克，红枣 15 枚，粳米 100 克，冰糖适量。

做法：

1. 百合洗净泡软，红枣洗净去核，桂圆肉掰散。

2. 粳米淘净沥干，入锅，加 6 碗水，大火烧开后，加入百合、红枣、桂圆肉。

3. 再次煮开后改小火煮至粥成后加入冰糖，再续煮两三分钟即可。

功效：滋阴润燥，清热凉血，养心补肝。适合肝血亏虚、头晕头痛、心烦失眠者。

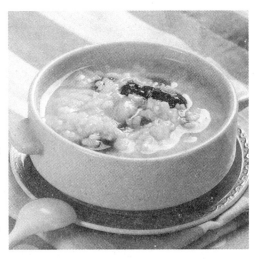

百合莲子粥

原料：鲜百合 50 克，莲子（带芯）25 克，粳米 100 克。

做法：

1. 将莲子、百合分别洗净，粳米淘洗干净。

2. 将莲子与粳米先放入锅中，加适量水一起煮烂成粥，最后再放入百合煮 5 分钟即可。

功效：滋阴生津，清热除烦。适合心阴不足、肝阳亢盛，以及胃阴不足、胃火偏盛者。

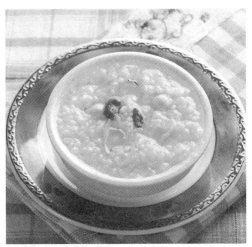

百合香蕉银耳汤

原料：干银耳 5 克，鲜百合 100 克，香蕉 2 根，枸杞子 10 克，冰糖 20 克。

做法：

1. 银耳用凉水泡发，去底部黄色部位及杂质后，撕成小朵；新鲜百合剥开，洗净去老蒂；香蕉去皮，切小片；枸杞子洗净，用凉水泡软。

2. 将银耳放入碗中，加水，入蒸笼蒸 20 分钟，取出备用。

3. 将所有原料放入炖盅中，加适量水，入蒸笼蒸 20 分钟即可。

功效：滋阴清热，润肠通便。适用于阴虚咳嗽、肠燥便秘、心烦失眠者。

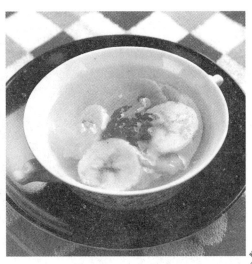

葡萄

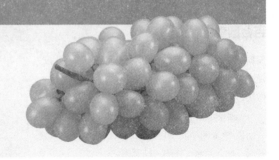

生津止渴，益肝养血

养肝调肝功效

葡萄以酸入肝，有增进食欲、保肝护肝、生津止渴等作用。研究还发现，研究发现，葡萄含有的植物化学物质白藜芦醇，可防止健康细胞癌变，阻止癌细胞扩散。经常食用葡萄，能预防贫血，美容肌肤，还能增强肝脏功能，预防肝病。

养肝调肝食疗方

咽喉肿痛：取葡萄汁与甘蔗汁各半杯，混合均匀，慢慢咽下，一日数次。

高血压：葡萄汁、芹菜汁各半杯，混匀饮用，每日一两杯。

食用禁忌

糖尿病、便秘、脾胃弱者不宜多吃葡萄。

养肝调肝食谱

葡萄枸杞茶

原料：葡萄干30克,枸杞子15克。
做法：

1. 将葡萄干、枸杞子分别去杂，洗净，晒干。
2. 将上述材料一同放入保温杯中，用250毫升沸水冲泡，加盖闷15分钟即可。

功效：清肝明目，滋阴养血。适合肝血不足以及高血压人群。

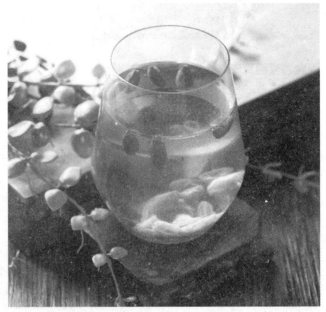

金橘

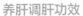

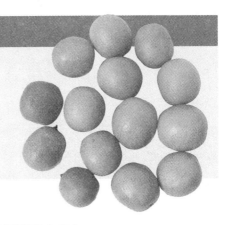

疏肝健脾，开胃生津

养肝调肝功效

金橘具有开胃生津、养阴止渴、行气解郁、消食化痰等功效，经常食用金橘，可疏肝健脾，减轻精神压力，缓解抑郁情绪。金橘富含的维生素C、金橘苷等营养物质，能软化血管、促进脂肪分解，对预防高血压、脂肪肝等症有助益。

养肝调肝食疗方

口干、口臭： 取新鲜金橘五六个，洗净嚼服。

食用禁忌

糖尿病、牙龈肿痛者不宜食用金橘。

养肝调肝食谱

金橘蜂蜜茶

原料：金橘2~3个，柠檬1个，蜂蜜适量。

做法：

1. 将金橘和柠檬分别洗净，切成块，一同放入榨汁机中榨成汁，倒入杯中。

2. 加入蜂蜜与适量凉开水，调匀后即可饮用。

功效：清热排毒，健脾消暑。适合肝热、肠燥、肺燥者。

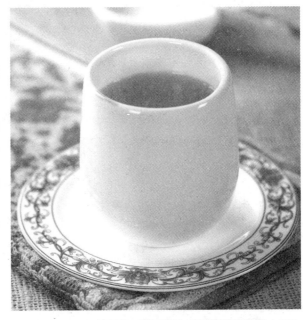

枇杷

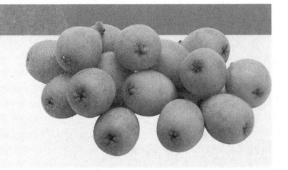

果肉下气，果核理气

养肝调肝功效

《本草纲目》中记载："枇杷能润五脏，滋心肺。"其中，枇杷肉富含果糖、葡萄糖、钾、磷、铁、钙以及维生素，能润肺止咳、生津止渴、清肝去火；枇杷核有化痰止咳、疏肝理气、和胃降逆的功效；枇杷皮、枇杷叶有清肺胃热、降气化痰、理气清肝的功效；枇杷根常用于虚劳久咳、关节疼痛；枇杷花常用于伤风感冒、咳嗽咳痰等症。

养肝调肝食疗方

咳嗽：枇杷叶 10 克，水煎取汁，加适量蜂蜜调味，每日 1 剂。

呕吐：枇杷皮 30 克，水煎服，每日 1 剂。或枇杷肉适量，细细咀嚼咽汁。

食用禁忌

枇杷肉糖分含量高，糖尿病患者不宜多吃。

枇杷性凉，脾虚泄泻、脾胃虚寒者不宜多吃枇杷。

这样吃更养肝

 枇杷 + 川贝 → 润肺止咳，生津止渴，适合肺胃热、肝火过旺所致的咳嗽

 枇杷 + 蜂蜜 → 润肺清肝，清除燥火，生津止渴

 枇杷 + 银耳 → 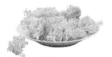 生津止渴，润燥祛火，适合心肝火旺、肺热肺燥者

养肝调肝食谱

清炒枇杷肉片

原料：猪瘦肉 150 克，枇杷 100 克，姜、盐适量。

做法：

1. 猪瘦肉洗净，切薄片；枇杷去皮、核；姜洗净，切丝。

2. 锅加油烧热，下姜丝爆香，然后下猪瘦肉炒至将熟。

3. 下枇杷炒匀，加盐调味即可。

功效：清热除烦，和胃生津。适合肝气犯胃、胃热津伤、恶心呕吐、口渴欲饮等症。

香蕉

疏肝理气，缓解焦虑

养肝调肝功效

香蕉含有多种微量元素和维生素，其中维生素 A 能增强机体对疾病的抵抗力，对预防肝病有益。研究发现，香蕉能缓解紧张情绪，减轻精神压力。人若长期精神紧张，容易肝气郁结，多吃香蕉能改善这种情况。另外，常吃香蕉还有助于预防肠道疾病，减轻酒精对肝脏的伤害，还能润肠排毒，预防肠燥便秘，改善皮肤状况。

食用禁忌

香蕉虽然味美可口，但其性寒滑腻，故脾胃虚寒，大便溏薄者不宜食用。

香蕉糖分含量高，糖尿病患者不宜食用，以免影响餐后血糖稳定。

养肝调肝食谱

香蕉大米粥

原料：香蕉 2 根，大米 100 克，冰糖适量。

做法：

1. 先将香蕉去皮，切成小丁；大米淘洗干净，用清水浸泡 2 小时后捞出沥干。

2. 将锅放火上，倒入清水，加入大米，用旺火煮沸，再加入香蕉丁、冰糖，改用小火熬 30 分钟即成。

功效：清肝胃热，润燥排毒。适合肠燥便秘、津伤烦渴、肝火旺盛者食用。

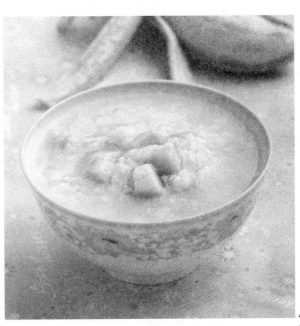

猕猴桃

增强体质，促进肝病痊愈

养肝调肝功效

　　猕猴桃是一种味美、营养又不错的水果，含有丰富的钙、磷、铁、铬等矿物质，以及胡萝卜素、维生素 A、维生素 C 等多种维生素，经常食用，能提升机体免疫功能，增强体质，预防和缓解肝脏疾病、消化不良、贫血等问题。

食用禁忌

　　脾胃虚寒、腹泻便溏者，以及糖尿病患者不宜多吃猕猴桃。

　　有猕猴桃过敏史，或者吃猕猴桃后产生腹泻、咽痒等不适者不宜食用。

养肝调肝食谱

猕猴苹果汁

原料：猕猴桃 3 个，甜橙 1 个，苹果 1 个，薄荷叶两三片。

做法：

　　1. 猕猴桃洗净，去皮，切块；苹果洗净，去皮、核，切块；甜橙去皮，切块。

　　2. 将所有材料放入果汁机中打成汁，搅拌均匀后饮用，也可冷藏后饮用。

功效：清肝排毒，美容养颜。可预防和缓解肝脏疾病。

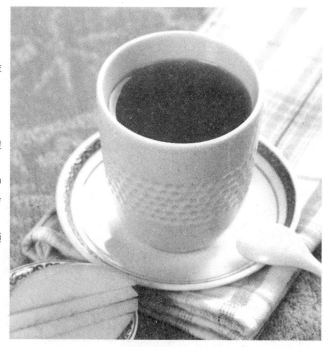

柿子

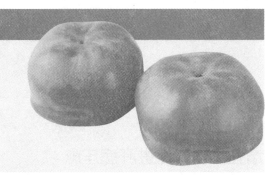

清热生津，解酒护肝

养肝调肝功效

柿子具有清热生津、润肺化痰、凉血降压等功效，常用于肝热燥热引起的咳嗽，以及肝阳上亢型高血压。柿子中的单宁和酶可以分解酒精；有机酸和鞣酸可以促进消化，加速酒精分解；高含糖量和含钾量以及大量的水分能起到利尿的作用，帮助机体排泄酒精。醉酒后如能吃上两个柿子，可以保护肝脏，缓解第二天的头痛。

食用禁忌

柿子性寒，脾胃虚寒、腹泻的人不宜多吃。

柿子中的某些营养成分可与海鲜发生反应而引起不适，所以柿子不能与海鲜同食。

柿子一次也不宜吃太多，一般每天一两个即可。

养肝调肝食谱

柿饼茶

原料：柿饼 6 个，冰糖 15 克，绿茶 3 克。

做法：

1. 柿饼切小块，备用。

2. 取一干净瓦罐，将切好的柿饼块、冰糖放入瓦罐内，加 400 毫升水煮至沸腾，转小火续煮约 30 分钟炖烂。

3. 取 3 克绿茶用 100 毫升沸水冲泡3 分钟。

4. 将茶汤倒入瓦罐中搅拌均匀即可。每日 1 剂，分 2 次饮用。

功效：清热生津，润肺除燥。改善肝肺胃热所致的咽喉干痛、口舌生疮等症。

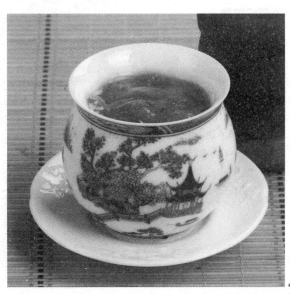

柠檬

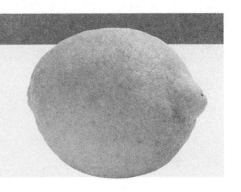

增强体质，促进肝病痊愈

养肝调肝功效

柠檬具有养肝健脾、防毒解毒的功效，经常适量食用可保护肝细胞免受自由基的破坏，可有效地促进蛋白质的合成，加快肝细胞的修复与再生功能，进而起到养肝护肝的功效。适当饮用柠檬水，还可帮助肝脏排毒，提高免疫力，预防流感。

养肝调肝食疗方

口腔溃疡：柠檬加水榨汁，加少许盐饮用，先含在口中片刻再咽下。每日数次。

高血压、眩晕：菊花 5 克，柠檬 1 片，同放杯中，沸水冲泡 5 分钟后饮用。

食用禁忌

牙痛、糖尿病、胃及十二指肠溃疡患者，以及胃酸过多者不宜吃柠檬。

养肝调肝食谱

薄荷柠檬茶

原料：新鲜柠檬 1 片，薄荷 2 克，绿茶 3 克，冰块少量，蜂蜜少量。

做法：

1. 绿茶用 85℃的开水冲泡 3 分钟，去渣取汁；

2. 加入冰块、蜂蜜、几片薄荷和柠檬，拌匀即可饮用。

功效：理气开郁，清肝明目，清肺止咳。适合肝气郁结、肺气不足者。

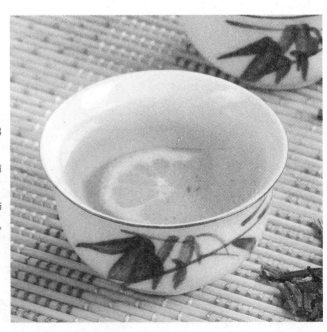

蜂蜜

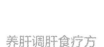

滋阴润燥，清肝解毒

养肝调肝功效

蜂蜜含有维生素、铁、钙、磷，以及果糖、葡萄糖、淀粉酶、氧化酶、还原酶等对人体有益的营养素，有滋阴润燥、润肠解毒的功效。其中所含的葡萄糖和果糖，能增强肝脏的解毒功能和肝细胞再生、修复能力，从而起到增强肝脏功能及抗感染能力。经常喝蜂蜜水，对预防和缓解各种慢性肝病有益。

养肝调肝食疗方

肝炎：鲜芹菜150克，蜂蜜适量。芹菜洗净捣烂绞汁，与蜂蜜同炖温服。每日1次。

食用禁忌

湿阻中焦（表现为脘腹胀满、苔厚腻）者以及糖尿病患者不宜食用蜂蜜。

养肝调肝食谱

蜂蜜白萝卜汤

原料：白萝卜100克，蜂蜜20克。

做法：

1. 将白萝卜洗净去皮切成小块；白萝卜块放入砂锅内，加适量清水煮熟。

2. 在白萝卜汤中加入适量蜂蜜调味即可。

功效：清热排毒，润燥滋阴。适宜肝肺燥热所致的干咳、咽痛、口干、眼睛红肿等症。

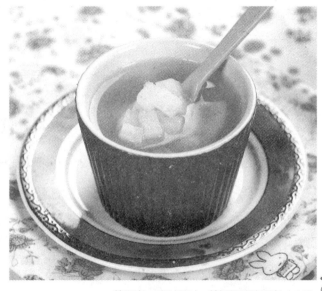

豆腐

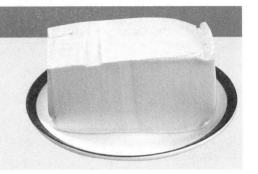

生津润燥，清火护肝

养肝调肝功效

豆腐营养丰富，是蛋白质、钙的良好来源，有生津润燥、清热解毒、清火护肝等作用，是热性体质、肠胃有热、肝火上炎以及热病后调养的食疗佳品，常吃豆腐，有促进骨骼生长发育、预防和缓解肠燥便秘，以及缓解失眠、潮热、易怒等心火、肝火过旺之症。研究还发现，豆腐中的半胱氨酸能解酒毒，使酒精迅速排出。其中的卵磷脂可以保护肝脏不受酒精侵害，从而有效降低酒精性肝硬化、酒精性脂肪肝的发病率。

养肝调肝食疗方

口腔溃疡： 豆腐 100 克，冬瓜 100 克，枇杷叶 10 克，加水煮汤，去枇杷叶。佐餐食用，每日 1 次。

口干口渴： 苦瓜 250 克，去瓤切片，加豆腐 200 克，添汤一起炖熟，佐餐食用。

咽喉肿痛： 豆腐 300 克，冰糖 20 克。将豆腐置于盘中，放冰糖，隔水蒸半小时即可。

佐餐食用，有清热润喉的作用。

食用禁忌

豆腐嘌呤含量较高，痛风患者不宜食用，以免引起痛风发作。

豆腐性质寒凉滑利，脾胃虚寒、经常腹泻便溏者不宜食用豆腐。

这样吃更养肝

 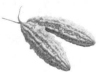

豆腐 + 苦瓜 → **清热解毒，清除心、肝之火，营养全面**

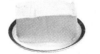

豆腐 + 油菜 → **口感清淡，滋阴清热，适合肝胃火旺者**

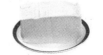 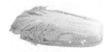

豆腐 + 白菜 → **消食通便，清热排毒，适合肝肺胃热者**

豆腐 + 香菇 → **味道鲜美，降低血脂，保护血管、肝脏**

豆腐鲫鱼汤

原料：豆腐 300 克，鲫鱼 2 条，葱段、姜片、盐、植物油各适量。

做法：

1. 鲫鱼去鳞、鳃及内脏，清洗干净，抹上盐，腌制 10 分钟；豆腐切块。

2. 炒锅烧热，放油，油热时把鲫鱼放入，煎至两面金黄，加入葱段、姜片、适量开水，大火煮开后转小火煮 5 分钟。

3. 放入豆腐块，继续煮至汤汁变白，加盐调味即可。

功效：清热利湿，健脾开胃。适合体质虚弱、肝胆湿热、有水肿或小便不利者。

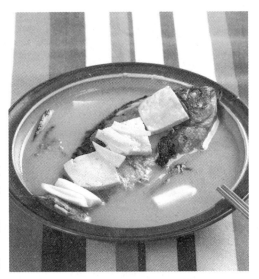

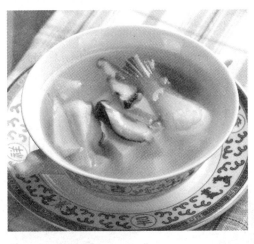

豆腐油菜鲜蘑汤

原料：豆腐 200 克，小油菜 100 克，笋 5 片，鲜蘑 2 朵，海米 5 克，水淀粉、料酒、盐各适量。

做法：

1. 豆腐洗净切片；鲜蘑菇洗净切片；小油菜去掉老叶，掰开洗净。

2. 炒锅中放植物油烧至八成热，下笋片、蘑菇片炒熟，加入油菜，烹少许料酒，加适量水，煮沸 5 分钟。

3. 下豆腐片，待汤再沸时加盐、海米，最后用水淀粉勾薄芡即成。

功效：清热降压，凉血排毒，适合身体有热者以及肝病患者调养食用。

清炖海带豆腐

原料：豆腐 200 克，海带片 100 克，盐、葱末、姜末各适量。

做法：

1. 豆腐切成大块，放入锅内加水煮沸，捞出晾凉，切成小方丁备用；海带洗净备用。

2. 锅烧热放油，放入姜末、葱末煸香，放入豆腐丁、海带片，加入适量清水煮沸，加入盐，改用小火炖。

3. 待海带、豆腐入味时出锅即成。

功效：清热解毒，利尿降压。适合身体有热者以及"三高"患者长期食用。

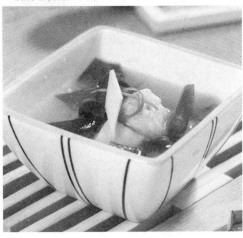

醋

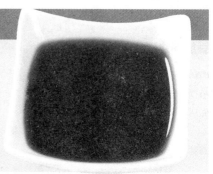

疏肝解郁，化瘀解毒

养肝调肝功效

醋是常用的调味品之一，既能改善菜肴味道，还能养护肝脏。研究发现，醋有一定的杀菌抑菌能力，能减轻肝脏负担；还能散瘀血，疏肝气，促进肝脏功能。经常在菜肴里加点儿醋，还有降低血压、血脂、消除色斑等作用。

食用禁忌

醋味道比较酸，胃溃疡患者和胃酸过多者不宜食醋；老年人骨折治疗和康复期间尽量少吃醋。

各种水果醋虽然酸甜可口，但对肠胃有一定的刺激作用，所以空腹时不宜饮用。

养肝调肝食谱

糖醋菜心萝卜丝

原料：白菜心、萝卜各100克，醋、糖各适量。

做法：

1. 将白菜洗净，切成细丝；萝卜洗净，切丝。

2. 将白菜心、萝卜丝加醋、糖拌匀。

功效：清热排毒，解救护肝。醉酒后食用可清凉解酒。

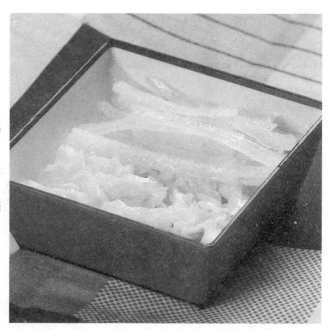

第六章

最简单的中药，用对调养出好肝脏

肝藏血，主疏泄，

其功能与气血息息相关，

而气血又是进行生命活动的基础物质，

因而补五脏应以养肝为先。

很多中药是调养肝脏的"神器"，

只要对症用药，

配伍得宜，

养肝也可以事半功倍。

养肝常用中药

生地黄

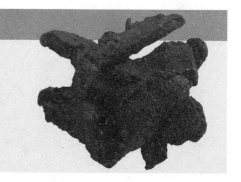

清热滋阴，补肝养血

养肝调肝功效

李时珍曾说："（生地黄）服之百日面如桃花，三年轻身不老。"生地黄具有补肝养血的作用，对肝血亏虚所致的脸色萎黄、色斑、月经不调等问题有较好的改善作用，女性适当服用可美容养颜，使肌肤红润。此外，生地黄还有清热凉血、养阴生津、质润降泄的功效，常用于热病烦渴、阴虚内热、骨蒸消渴、阴伤便秘等症。

养肝调肝食疗方

嘴干、咽干：麦冬、生地黄各10克，加适量水煎取药汁服用，每日1剂。

肝火旺、咽炎：百合50克，生地黄20克，粳米50克，冰糖适量。将生地黄切碎后加水煮汁，滤渣取汁，与百合、粳米煮成粥，加冰糖调味食用。

阴虚便秘：生地黄10克，加水500毫升，煎煮30分钟，滤渣取汁，晾温后加蜂蜜调匀。每日2剂，早、晚服用。

食用禁忌

脾胃虚寒、腹泻、大便溏薄、阳虚以及脾胃有湿邪者不宜服用生地黄。

煎煮生地黄时，不宜用铁锅、铜锅，最好用砂锅。

这样吃更养肝

生地黄 + 黄精 → 养阴清热，适合肝肾阴虚者

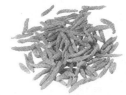

生地黄 + 麦冬 → 养阴生津，缓解阴虚火旺之症

养肝调肝药膳

生地黄精粥

原料：生地黄 30 克，粳米 30 克，黄精（制）30 克。

做法：

1. 先将生地黄、黄精放入砂锅中，加两碗水，煎煮至一碗，去渣取汁。

2. 粳米淘洗干净，放入锅中，倒入药汁，并加入适量清水，大火煮沸后，改小火煮至粥黏稠即可。

功效： 清热凉血，生津润燥。适合肝火过旺、胃火炽盛者。

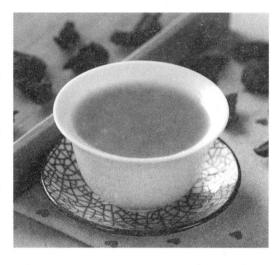

生地排骨冬瓜汤

原料：排骨 250 克，冬瓜 500 克，生地黄 15 克，麦冬 20 克，蜜枣 2 枚，姜片、盐各适量。

做法：

1. 排骨用清水浸泡 10 分钟，倒掉血水，洗净剁块；冬瓜洗净，去瓤、子，连皮切块。

2. 锅里加水、排骨，煮尽血水，捞出冲净，然后放入砂锅中。

3. 放入冬瓜、生地黄、麦冬、蜜枣、姜片，加入适量水，大火煮沸后转小火炖 2 小时，加盐调味即可。

功效： 清热解毒，增强肝脏功能。

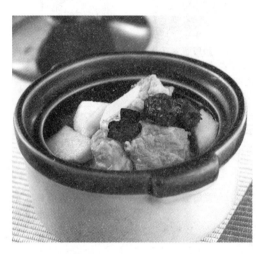

海带生地瘦肉汤

原料：海带 100 克，生地黄 15 克，绿豆 50 克，陈皮 3 克，猪瘦肉 200 克，盐适量。

做法：

1. 海带洗净，切菱形片；猪瘦肉洗净，切片。

2. 绿豆洗净，用清水浸泡 3 小时，然后连水一起倒入锅中，加入生地、陈皮、海带、瘦肉，大火煮沸后转小火炖 1 小时，加盐调味即可。

功效： 清热解毒，凉血养阴。适合肝阴不足、面色萎黄、阴虚火旺者。

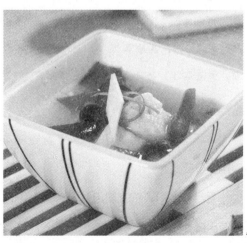

益母草

养肝活血，调理月经

养肝调肝功效

"女子以血为本"，而肝藏血，血与肝的关系十分密切，养血其实就是养肝血，而养血活血的佳品，当推益母草。益母草是中医临床上常用的妇科良药，有活血调经、清热解毒、利尿消肿等功效，对月经不调、痛经、经闭、恶露不尽、水肿尿少等有显著的改善作用。

养肝调肝食疗方

血瘀痛经： 益母草15克，山楂15克，冰糖适量。将益母草、山楂一同放入锅中，加入适量水，大火煮沸后再煎20分钟，去渣，用冰糖调味，代茶饮用。

产后恶露不畅： 益母草20克，加适量水煎煮，滤渣取汁，每日1剂，分2次服用。

食用禁忌

体质虚寒，脾胃较弱的人，不宜经常服用益母草。

月经量多的人不宜服用益母草，以免加重出血。

这样吃更养肝

 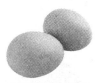

益母草 + 鸡蛋 → 活血补血，适用于月经不调、贫血等症

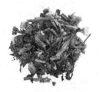 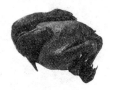

益母草 + 乌鸡 → 补肝血，强身体，适用于肝血虚、身体虚弱者

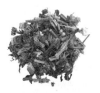

益母草 + 红糖 → 活血祛瘀，适合肝郁气滞、血瘀等

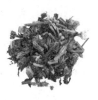

益母草 + 金银花→ 清热凉血，助肝脏排毒

当归益母草煮鸡蛋

原料： 益母草 15 克，当归 10 克，鸡蛋 3 个，冰糖适量。

做法：

1. 当归、益母草用清水稍微冲洗一下；鸡蛋洗净表面污渍。

2. 鸡蛋加水煮熟，晾凉后剥壳。

3. 将当归、益母草放入砂锅中，加适量水煎煮 30 分钟，放入鸡蛋继续煮 15 分钟左右，去渣取汁，喝汤吃蛋。

功效： 补血活血，调经止痛。适用于贫血、痛经、月经不调等。

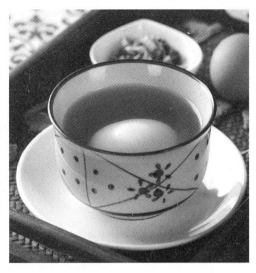

益母草鸡肉汤

原料： 鸡肉 250 克，益母草 10 克，香附 10 克，葱段、食盐各适量。

做法：

1. 益母草、香附洗净；鸡肉洗净，切成小块。

2. 把益母草、香附、葱段和鸡肉一同放入锅中，加入适量清水，炖煮至鸡肉熟烂，放入食盐调味即可。

功效： 理气解郁，活血调经。可改善贫血、月经不调、痛经、产后体虚等症。

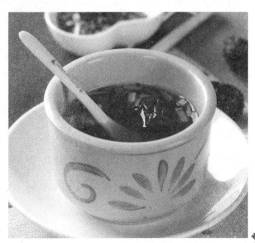

益母草红枣汤

原料： 红枣 50 克，益母草 30 克，红糖 50 克。

做法：

1. 红枣、益母草分别洗净，加入适量清水，大火煮沸。

2. 加入红糖，改用小火煎煮至溢出药味即可。

功效： 补气养血，活血去瘀。适合肝血虚、气滞血瘀者，可改善贫血、面色苍白、月经不调等问题。

阿胶

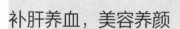

补肝养血，美容养颜

养肝调肝功效

阿胶能养肝补血、滋阴润燥，对血虚萎黄、眩晕心悸、心烦失眠等有显著的改善作用。肝血不足所致的面色萎黄、头晕乏力、月经不调等都可以用阿胶来调理。研究还发现，阿胶对提高血红蛋白和红细胞增长速度的疗效优于铁剂，可促进人体免疫功能及血液凝固等，对养护肝脏有助益。

养肝调肝食疗方

贫血：糯米100克，阿胶15克，红糖适量。糯米加水煮粥，加入阿胶煮化，加红糖调味即可食用。

痛经：阿胶80克，砸碎，放入砂锅里，倒入适量黄酒，小火煮沸，边煮边加黄酒，直至阿胶完全化开，晾凉，然后倒入干净的小瓶中。每天取20毫升饮用。

失眠：阿胶6克，红枣10枚，红糖适量。红枣加适量水煮熟，加入捣碎的阿胶煮化，加红糖调味。睡前服用。

食用禁忌

易上火、体内湿邪严重、脾胃功能不好、有外伤者不宜服用阿胶。

在患有感冒、咳嗽、腹泻等病或月经来潮时不宜服用阿胶。

这样吃更养肝

阿胶 + 红枣 → 养肝血，益心神，缓解失眠、多梦

阿胶 + 红糖 → 养血活血，改善月经不调、痛经

阿胶 + 黄芪 → 益气补血，适合气滞血瘀以及气虚、血虚者

阿胶 + 牛肉 → 益气养血，健脾理中，增强体质

阿胶参枣汤

原料：阿胶 15 克，红参 2 克，红枣 10 颗。

做法：

红枣洗净，和阿胶、红参一起放在大瓷碗中，注入适量清水，盖好盖，隔水蒸 1 小时即可。

功效： 滋阴润燥，益气补血。可改善面色萎黄、月经不调、痛经、贫血等问题。

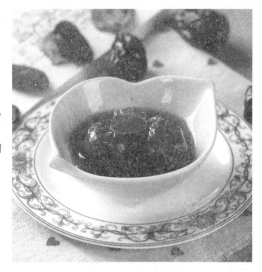

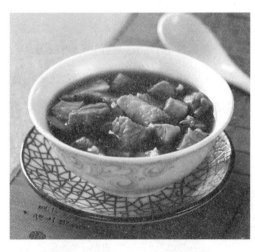

阿胶牛肉汤

原料：牛肉 100 克，阿胶 15 克，米酒 20 毫升，生姜、盐各适量。

做法：

1. 牛肉去筋洗净，切片；生姜洗净切片。

2. 将牛肉、生姜和米酒一同放入锅中，加入适量清水，大火煮沸后改用小火煮 30 分钟。

3. 放入阿胶，煮至阿胶溶解、牛肉熟烂，加入盐调味即可。

功效： 滋阴养血，温中健脾。适宜肝气不足、肝血虚、脾气虚的人。

红枣阿胶粥

原料：糯米 150 克，红枣 10 颗，阿胶 5 克，红糖适量。

做法：

1. 将糯米洗净，放入砂锅中，加入适量清水，大火煮沸后，改用小火熬煮至熟。

2. 加入阿胶、红枣，小火煮至阿胶完全化开后，加入红糖调味即可。

功效： 养血止血，养阴润肺，适用于产后体虚、恶露不尽、贫血。

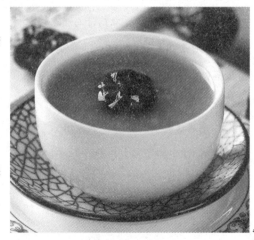

黄芪

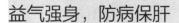

益气强身，防病保肝

养肝调肝功效

黄芪是有名的补气药，可补气养血、理气和中，对气虚乏力、中气下陷、血虚萎黄、内热消渴等具有缓解作用。研究发现，黄芪含有的有效成分，可增强机体免疫力、保肝利尿、降压降糖。常用黄芪入菜或煎汤服用，能改善心肌供血，提高肝细胞活性，增强免疫功能，延缓细胞衰老的进程，还能预防和缓解高血压、糖尿病等多种病症。

养肝调肝食疗方

头晕目眩： 黄芪15克，粳米100克。黄芪用适量清水浸泡30分钟，然后连水一起烧开，转小火煎20分钟，取药汁与粳米一起煮粥。每日食用1次。

四肢倦怠： 紫苏梅、红枣各3颗，丹参、黄芪各5克，冰糖适量。将红枣、丹参、黄芪与紫苏梅放入杯中，冲入热开水，盖上杯盖约10分钟，加入冰糖搅拌至溶化。代茶饮用。

贫血： 花生仁30克，红枣10枚，黄芪15克(布包)，粳米100克。花生仁、红枣洗净，红枣去核；粳米淘洗干净。将所有材料放入锅中，加入适量水煮成粥。每日食用1次。

食用禁忌

黄芪性温，面红目赤、口干口苦、心烦易怒、小便黄、大便秘结等上火者不宜服用黄芪。

服用黄芪期间，不宜食用浓茶、酒类、咖啡和煎炒燥热、肥腻的食物。

这样吃更养肝

黄芪 + 党参 → **益气养血，可用于体虚气弱、倦怠无力**

黄芪 + 当归 → **补血益气，适合肝气不足、气滞血瘀者**

黄芪 + 乌鸡 → **补肝益肾，益气固表，延缓衰老**

养肝调肝药膳

黄芪牛肉汤

原料：牛肉 200 克，黄芪 15 克，黑豆 30 克，红枣干 10 枚，盐适量。

做法：

1. 红枣洗净，泡发；黑豆、黄芪洗净备用；牛肉洗净，切块，入沸水锅中煮尽血水，捞起冲净。

2. 把全部用料（盐除外）一起放入锅内，加清水适量，大火煮沸后，小火炖 2 小时左右，加盐调味即可。

功效： 养肝补血，丰胸美胸。对肝血不足、面色姜黄、产后缺乳等有改善作用。

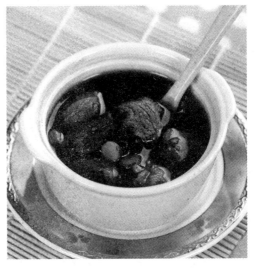

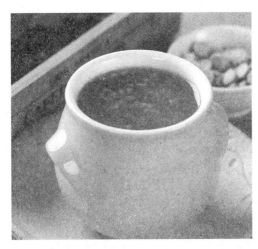

黄芪当归粥

原料：黄芪 20 克，乌梅 15 克，当归 12 克，粳米 100 克，冰糖适量。

做法：

1. 乌梅、黄芪、当归一同放入砂锅中，加入适量清水，大火煮沸后，改用小火煎取浓汁，取汁备用。

2. 粳米洗净，放入锅中，倒入药汁和适量清水，煮至粥熟后，加入冰糖调味即可。

功效： 益气养血，扶正固表。适用于肝血虚、肝气不足，以及过敏体质者。

黄芪红枣鳝鱼汤

原料：鳝鱼 300 克，黄芪 20 克，红枣 10 颗，盐、姜丝、蒜片、食用油各适量。

做法：

1. 将黄芪、红枣洗净；鳝鱼宰杀后除去肠杂，洗净切成块备用。

2. 锅中加入适量食用油烧热，倒入鳝鱼块、生姜丝，炒至鳝鱼半熟。

3. 将红枣、黄芪和大蒜放入锅中，加适量清水，大火煮沸后，用小火煲 1 小时，加盐调味即可。

功效： 补气养血，健美容颜。对面色姜黄、月经量少、体虚乏力等有改善作用。

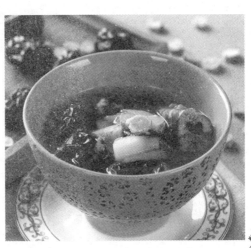

何首乌

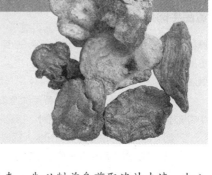

肝肾同补，增强体质

养肝调肝功效

何首乌具有补精血、乌须发、补肝肾、强筋骨等功效，可用于肝肾精血亏虚、须发早白等症。用何首乌搭配红枣、猪瘦肉等做成药膳食用，能补充气血，使面色红润，头发乌黑亮泽。另外，研究发现，何首乌中含有丰富的卵磷脂，具有调节血脂、抗动脉粥样硬化、提高机体免疫功能等作用。肝病患者遵医嘱合理服用何首乌，有提高肝细胞活性、增强体质的作用。

养肝调肝食疗方

须发早白： 制首乌 15 克，黑芝麻 15 克，同煲饮服。也可用制首乌、熟地、枸杞子各 15 克，水煎服。或用制首乌、沙苑子、杜仲各 10 克，水煎取汁，代茶饮用。

眩晕耳鸣： 制首乌 15 克，山楂 30 克，陈皮 10 克。煎汤取汁温服，每日 1 剂。

高血脂： 制首乌 15 克，加水煎煮 30 分钟后，待温凉后当茶饮用，每日 1 剂，分数次服用。

贫血： 制首乌 15 克，红枣 5 枚，粳米 100 克。先以制首乌煎取浓汁去渣，加入红枣和粳米煮粥，将成时放入适量红糖，略煮即成。

食用禁忌

何首乌具有一定的毒副作用，如果服用过量会对胃肠产生刺激，也会产生肝毒性。因此使用何首乌应遵医嘱，且家庭使用应选制首乌，但也不宜过量，一般每天不超过 15 克为宜。

何首乌忌铁器，煎煮何首乌时不宜用铁锅。

这样吃更养肝

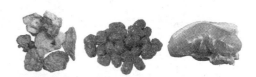

何首乌 + 红枣 + 猪瘦肉 → 滋补肝肾，补充气血，增强体质

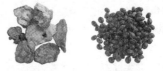

何首乌 + 黑豆 → 补肝肾，黑须发，强壮筋骨

养肝调肝药膳

制首乌红枣粥

原料： 粳米 100 克，何首乌 10 克，红枣 4 颗，冰糖 30 克。

做法：

1. 将制首乌放入砂锅中，加入适量清水，煎取浓汁，去渣取汁；粳米、红枣分别洗净。

2. 粳米、红枣和制首乌药汁一同放入砂锅中，加入适量清水煮粥，待粥将熟时，加入冰糖，煮至粥熟即可。

功效： 补肝益肾，养血。可防治心脑血管疾病、预防动脉粥样硬化。

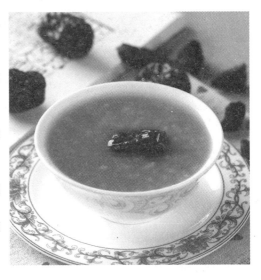

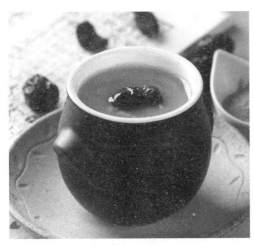

三七首乌粥

原料： 粳米 100 克，制首乌 10 克，三七 5 克，红枣 3 颗，冰糖适量。

做法：

1. 将三七、制首乌分别洗净，放入砂锅中煎取浓汁，去渣取汁；粳米、红枣洗净。

2. 粳米放入砂锅中，倒入去渣的药汁，放入红枣、冰糖及适量清水，熬煮成粥即可。

功效： 益肾强心，养肝补血，益气活血。适用于肝肾亏虚者。

制首乌红枣乌鸡汤

原料： 制首乌 15 克，红枣 10 枚，黑豆 50 克，乌鸡 1 只，黄酒、葱段、姜片、盐各适量。

做法：

1. 乌鸡去毛及内脏；将制首乌、黑豆、红枣分别用清水洗净，置于鸡腹内。

2. 将鸡放锅内，加适量清水、黄酒、葱段、姜片，大火烧沸后，改用小火煨至鸡肉熟烂，加盐调味即可。

功效： 滋补肝肾，乌黑须发，补气养血，红润肤色。

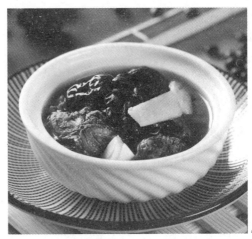

三七

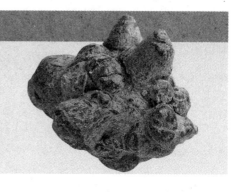

活血祛瘀，补血养肝

养肝调肝功效

三七补血养颜、活血祛瘀、降压降脂，因而常用于补血养肝。女性常服用三七粉，有红润肌肤、淡化色斑、防治贫血的作用。另外，三七花也是养肝调肝的好手，它能清热解毒、凉血平肝、降压调脂，对痰咳、心烦失眠、过敏、便秘、肝阳上亢、肝火过旺等有较好的改善作用。

养肝调肝食疗方

气滞血瘀： 三七9克、当归、芍药各12克，大枣6颗。三七打碎，加300毫升水煎煮15分钟，加入当归、芍药、大枣，再煎煮12分钟，取汁代茶饮，每日1剂。

高血脂： 三七洗净、晒干后切成片，每次取3克与绿茶2克一同放入杯中，冲入沸水，闷泡10~15分钟后饮用。常饮有效。

食用禁忌

孕妇、风热感冒、体质偏热、内火旺盛者不宜服用三七。

服用三七不宜过量，一般正常体质的人一天服用3~9克，分3次服用。

养肝调肝药膳

清炖三七鸡块

原料：三七6克，鸡肉100克，盐少许。

做法：

1. 将鸡肉洗净，切成小块；三七洗净切片。
2. 将鸡肉、三七一起放入炖盅内，加少量水。
3. 锅内加水烧开，放入炖盅，隔水用中火炖2小时，加入盐调味即可。

功效：益气补虚，活血养血。适用于肝血不足之贫血、月经不调、面色萎黄等。

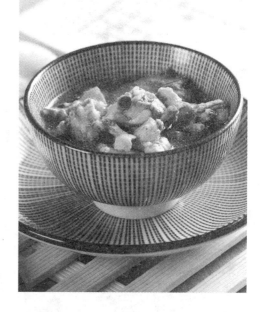

疏肝常用中药

延胡索

疏肝解郁，活血止痛

养肝调肝功效

延胡索是活血化瘀、行气止痛之妙品，《本草纲目》中记载其有"活血，利气，止痛，通小便""能行血中气滞，气中血滞，故专治一身上下诸痛"等功效。肝郁气滞可导致胸胁胀痛、脘腹疼痛、痛经，适量服用延胡索能活血理气，缓解疼痛，还能疏肝气，对肝脏有养护作用。

养肝调肝食疗方

产后恶露不净：延胡索、黄酒各适量。将延胡索研细末；黄酒烧热，调入延胡索粉末5克，温服。每日2次。

这样吃更养肝

延胡索＋益母草→ 活血化瘀，适用于肝血瘀滞引起的腹痛、痛经

养肝调肝药膳

延胡索益母草煮鸡蛋

原料：延胡索10克，红枣5颗，益母草30克，鸡蛋200克。

做法：

1. 将延胡索、益母草用清水冲洗掉表面灰尘；红枣洗净；鸡蛋洗净表面污渍。

2. 鸡蛋冷水下锅，煮熟，捞出晾凉后剥壳。

3. 将红枣、延胡索、益母草一起放入砂锅中，加适量水煎煮30分钟，再下鸡蛋，继续煮10分钟，去渣取汁。吃鸡蛋，喝汤。

功效：活血理气，化瘀止痛。适用于肝郁气滞引起的月经量少、腹痛、痛经，以及产后恶露不畅等。

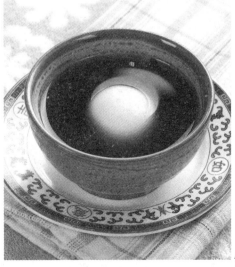

玫瑰花

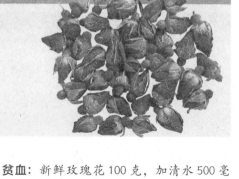

疏肝理气，祛瘀美容

养肝调肝功效

《本草正义》中记载，玫瑰花有"柔肝醒胃，流气活血，宣通窒滞"的作用。经常用玫瑰花泡茶、煮粥，能行气解郁、活血化瘀，对肝气郁结、胸闷及肝胃不和、胃脘胀痛、月经不调、跌打损伤等有食疗作用。女性常用玫瑰花泡茶饮用，能红润肌肤，改善面色苍白现象。

养肝调肝食疗方

血瘀气滞：玫瑰花6克，冬虫夏草5克，三七粉1.5克，水煎服。

肝胃气痛：玫瑰花6克，佛手10克，沸水冲泡，代茶饮。

肝风头痛：玫瑰花5朵，蚕豆花5克，用沸水冲泡15分钟，代茶饮用。

血瘀痛经：玫瑰花5克，红花1克，红糖适量。玫瑰花、红花用沸水冲泡15分钟，加红糖调味服用。

胸胁痛：玫瑰花、香附、川楝子、白芍各10克，水煎取汁，每日1剂，分2次服。

贫血：新鲜玫瑰花100克，加清水500毫升煎煮20分钟，滤渣，继续熬成浓汁，加入500克红糖熬成膏状。每次取一两茶匙，温水冲服。

食用禁忌

玫瑰花性温，阴虚有火者不宜服用。

这样吃更养肝

玫瑰花 + 枸杞子→ 滋补肝肾，活血化瘀，美容养颜

玫瑰花 + 红枣 → 益气养血，调和肝脾，平衡内分泌

玫瑰花 + 山楂 → 行气解郁，活血化瘀，适合肝郁气滞者

养肝调肝药膳

玫瑰樱桃粥

原料：玫瑰花 10 克，樱桃 10 克，粳米 100 克，白糖适量。

做法：

1. 玫瑰花用清水浸透，洗净；粳米淘洗干净，用清水浸泡半小时；樱桃洗净，去核，掰碎。

2. 将粳米连同浸泡的水一起倒入锅中，加入适量清水，大火煮沸后改用小火熬煮成粥。

3. 放入玫瑰花、樱桃和白糖，再煮 5 分钟即可。

功效：理气解郁，活血散瘀。特别适合女性经常食用，可帮助调理月经不调、痛经等，也有一定的美白祛斑作用。

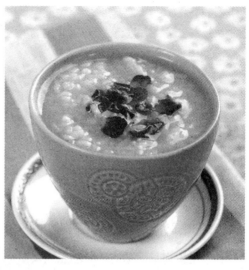

玫瑰金盏茶

原料：玫瑰花 5 朵，金盏花 3 朵。

做法：

1. 取玫瑰花、金盏花放入茶杯中。

2. 倒入 200 毫升沸水，闷泡 5 分钟即可。代茶饮用，每日 1 剂，可多次冲泡。

功效：行气解郁，缓和情绪，消除疲劳，美容养颜，缓解痛经。

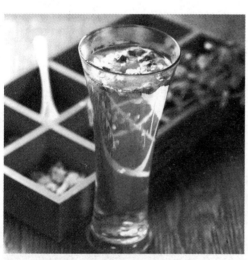

玫瑰佛手茶

原料：玫瑰花 5 克，佛手 10 克。

做法：

将玫瑰花和佛手一同放入杯中，加入 250 毫升沸水冲泡 5 分钟即可。代茶饮。每日 1 剂，可多次冲泡，直至茶味变淡。

功效：疏肝解郁，理气止痛，健脾和胃。适用于肝气郁结、肝胃不和、胁肋胀痛、胃脘疼痛、嗳气少食。

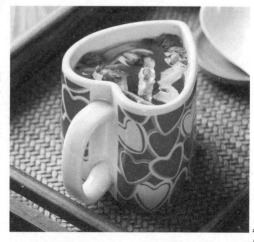

红花

疏肝活络，缓解痛经

养肝调肝功效

红花既是许多妇科良方必不可少的一味药物，也是养肝活血的常用之品。《本草纲目》中记载："（红花）活血，润燥，止痛，散肿，通经。"适当服用红花，可助益肝藏血、主疏泄，还可缓解解血行不畅、胸胁疼痛、头晕目眩、跌打损伤、痛经、闭经、恶露不净等症。

养肝调肝食疗方

胸痛：将猪心200克洗净，切小块，与红花10克一起放入锅中，加入适量清水炖至猪心熟烂，加盐调味食用。

痛经：红花50克，洗净晒干，与100克红糖一起放入纱布中，再置于酒坛里，倒入1500毫升白酒，封好，浸泡5~7天，将纱布包拿出，剩余的酒液即为红花酒。每天取20毫升饮用。

贫血：红花10克，黑米、粳米各100克，冰糖适量。红花水煎取汁，然后与黑米、粳米，加适量水煮粥，加冰糖调味食用。每日1次。

食用禁忌

红花有活血痛经的作用，孕妇、月经过多者不宜服用。

养肝调肝药膳

红花山楂陈皮茶

原料：红花、山楂、陈皮各10克。

做法：

1. 山楂切片，陈皮切丝，和红花一同放入保温杯中。

2. 加入250毫升沸水，闷泡20分钟即可。每日1剂，冲泡1次。

功效：活血痛经，祛瘀止痛。适用于痛经、产后腹痛等。

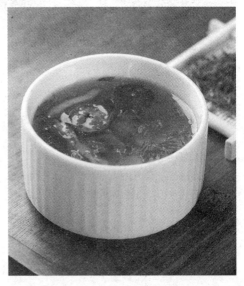

佛手

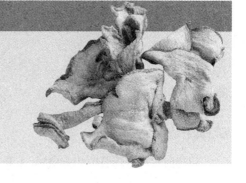

补肝暖胃，调畅气机

养肝调肝功效

《滇南本草》中记载，佛手有"补肝暖胃，止呕吐，消胃寒痰，治胃气疼痛，止面寒疼，和中行气"的作用，常用于肝胃气滞，胸胁胀痛，胃脘痞满，食少呕吐等症。佛手不仅可以改善气管炎、哮喘、四肢酸软、高血压病等症，而且疏肝健脾效果显著，对消化不良、胸腹胀满等肝气郁结症状有显著疗效。

养肝调肝食疗方

肝炎： 佛手 15 克，沸水冲泡，加入白糖饮用。每天 1 次，连用 1 个月。

胸胁胀痛： 佛手 10 克，玫瑰花 5 克，用沸水冲泡 10 分钟，代茶饮用。

肝胃气痛（包括慢性胃炎，胃神经痛等）： 鲜佛手 12 克（干品 6 克），开水冲泡，代茶饮。

恶心呕吐： 佛手、生姜各 10 克，加水煎取药汁，加红糖调味后温热服用。

食用禁忌

佛手性温，阴虚有火、无气滞症状者慎服。

养肝调肝药膳

佛手粳米粥

原料：粳米 100 克，佛手 6 克。

做法：

1. 将佛手洗净，入砂锅，加适量水煎 30 分钟，去渣取药汁。

2. 粳米淘洗干净，加适量水煮粥，先用大火烧开，再转小火熬煮成稀粥。

3. 待粥快熟时加入佛手药汁，煮沸后继续煮 10 分钟左右即可。

功效：调肝和胃，理气化痰。适用于小儿传染性肝炎、胃痛、胁胀呕吐、痰饮咳喘等。

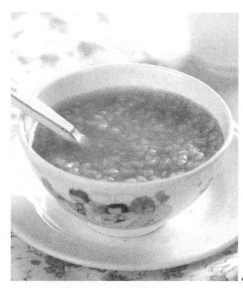

柴胡

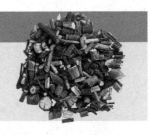

疏肝解郁，调畅气机

养肝调肝功效

柴胡自古就是疏肝解热的要药，《滇南本草》谓其"退六经邪热往来""除肝家邪热、痨热"，其对肝郁气滞引起的胸胁疼痛、小腹胀痛、情志抑郁、月经不调等有改善作用，亦对感冒发热、寒热往来、疟疾、胸胁胀痛有很好的疗效。

养肝调肝食疗方

胸胁疼痛： 柴胡 10 克，大米 100 克，白糖适量。柴胡择净，放进锅里，加清水适量煎取药汁。将药汁和大米一起放入锅中煮粥，加白糖调味。每天一至两剂，连续三到五日。

食用禁忌

服用柴胡之前，应咨询医生；发热超过 38.5℃，用柴胡退热无效时应及时就医。

柴胡性寒，脾胃虚寒、经常腹泻的人不宜服用。

香橼

疏肝理气，缓解胸胁胀痛

养肝调肝功效

香橼具有疏肝理气、和中化痰的功效，可用于肝郁气滞导致的胸胁胀痛，脾胃气滞导致的脘腹胀痛、嗳气吞酸、呕呃食少等。

养肝调肝食疗方

肝郁气滞： 香橼 5 克，粳米 100 克。香橼煎汁，去渣后加粳米煮粥食用。可疏肝解郁。

食用禁忌

香橼味辛性温，易耗伤气阴，阴虚血燥及孕妇、气虚者慎用。

这样吃更养肝

 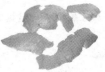

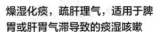

香橼＋橘皮 → 燥湿化痰，疏肝理气，适用于脾胃或肝胃气滞导致的痰湿咳嗽

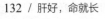

香附

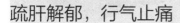

疏肝解郁，行气止痛

养肝调肝功效

中医认为："通则不痛，痛则不通。"肝郁气滞可使气血瘀滞，引起胸胁疼痛、脘腹胀痛、消化不良、月经不调、闭经、痛经、乳房胀痛等问题，而香附具有理气解郁、调经止痛的功效，能够行气、调经、止痛，故而对上述诸症有较好的改善作用。

食用禁忌

气虚无滞、阴虚血热者不宜服用香附。

用香附煎药时不宜用铁器，以免发生化学反应而影响药效。

这样吃更养肝

香附 + 白术 → 燥湿和中，补肝益脾，适用于肝脾气虚之不思饮食、腹胀泄泻等

香附 + 木香 → 疏肝理气，行气止痛，醒脾温中

养肝调肝药膳

香附麦片粥

原料：燕麦片 100 克，香附 10 克。

做法：

1. 香附洗净，放入砂锅中，倒入 4 杯水，大火煮开后转用中火熬煮至汤汁剩 3/4 时，滤出汤汁备用。

2. 麦片放入锅中，再倒入熬好的汤汁煮开，转小火煮至麦片熟烂即可。

功效：疏肝行气，安神，清热。治疗肝胃气痛，也可消除因压力或情绪所引起的生理失调等。

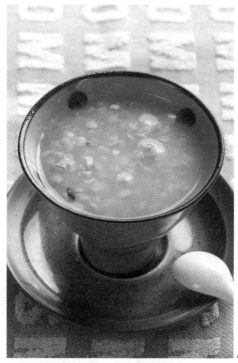

川芎

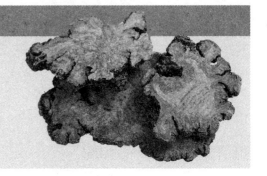

行气活血，解郁止痛

养肝调肝功效

川芎是妇科常用药，也是"血中之气药"。根据《本草新编》记载，川芎可使"血闭者能通，外感者能散，疗头风其神，止金疮疼痛"。肝受风邪，易出现头痛、眩晕之症，可用川芎来改善。另外，川芎还对肝郁气滞、肝血虚、血瘀等所致的闭经、痛经、月经量过少、乳汁不通等，有较好的疗效。

养肝调肝食疗方

头痛、眩晕： 川芎、菊花、绿茶各5克，一同放入杯中，冲入250毫升沸水，加盖闷30分钟即可。每日1剂，冲泡3次。

月经量过少： 川芎3克，红茶6克。将川芎切小块，和红茶一同放入保温杯中，冲入250毫升沸水，闷泡20分钟即可。每日1剂，冲泡3~5次。从月经前3~5天开始饮用。

血瘀痛经： 川芎、红花、熟地黄各10克，绿茶2克。将川芎、红花、熟地黄洗净、沥干，

和绿茶一起放入保温杯中，冲入250毫升沸水，闷泡15分钟即可。每日1剂，冲泡3次。

食用禁忌

川芎有活血作用，月经过多、患有出血性疾病以及孕期女性谨慎使用。

阴虚火旺者不宜服用川芎。

这样吃更养肝

川芎 + 当归 → 活血化瘀，可改善气滞血瘀所致的痛经、月经不调等

川芎 + 菊花 → 清肝火，祛血瘀，适合肝郁气滞者

川芎 + 红枣 → 益气活血，改善气滞血瘀所致的面色萎黄、月经不调等

养肝调肝药膳

黑豆川芎粥

原料： 粳米 50 克，黑豆 25 克，川芎 10 克，红糖 20 克。

做法：

1. 黑豆去杂洗净，放入清水中浸泡一会；川芎水煎取汁；粳米洗净。

2. 把黑豆放入锅中，加入川芎汁和适量清水，煮至八成熟。

3. 倒入粳米，煮至成粥，放入红糖调味即可。

功效： 活血化瘀，行气止痛。适合肝郁气滞、血瘀者。

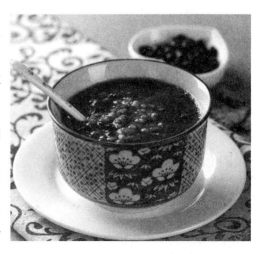

川芎白芷鱼头汤

原料： 鱼头 1 个，川芎 20 克，白芷 15 克，红枣 10 颗，食盐、生姜各适量。

做法：

1. 将川芎、白芷洗净；生姜洗净切片；红枣洗净；鱼头去鳃洗净。

2. 锅中加入适量清水，大火煮沸后放入鱼头、川芎、白芷、红枣和生姜，煮沸后改用小火炖煮 90 分钟，加入食盐调味即可。

功效： 养心安神，消肿止痛，活血祛瘀。适合肝火上亢所致的头痛等。

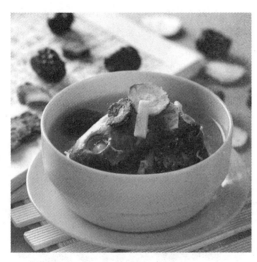

川芎通草鲫鱼汤

原料： 鲫鱼 200 克，通草 5 克，川芎 5 克，当归 5 克，盐、食用油、生姜各适量。

做法：

1. 鲫鱼去杂洗净；通草、川芎、当归分别洗净；生姜洗净切片。

2. 将通草、川芎和当归一同放入砂锅中，加入适量清水，煎煮 20 分钟，去渣取汁。

3. 锅中加入适量食用油烧热，将鲫鱼放入锅中稍微煎，加入生姜、药汁和适量清水，煲煮至熟，加入食盐调味即可。

功效： 清热利尿，益气活血，通乳。适用于肝郁气滞、血瘀、肝血虚等所致的乳汁不通等。

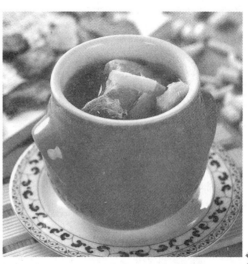

郁金

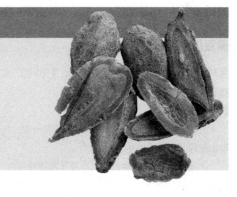

疏肝郁，清心凉血

养肝调肝功效

《本草汇言》中说郁金是"清气化痰散瘀血之药也"，有活血止痛、行气解郁、清新凉血、利胆退黄的功效，主治胸胁疼痛、胸痹 心痛、痛经、乳房肿痛等气滞血瘀痛症，便血、尿血、鼻出血等出血证，以及肝胆湿热型黄疸等。

养肝调肝食疗方

黄疸：茯苓、灵芝各12克，黄芪25克，郁金10克，茶叶6克。将茯苓、灵芝、黄芪、郁金加适量水煎取药汁；用药汁冲泡茶叶，盖上盖子焖3分钟即可。代茶饮用。可利胆退黄、清肝解郁。

食用禁忌

郁金不宜与丁香、母丁香同用。

中医提示

郁金并非郁金花，而是姜科植物温郁金、姜黄、广西莪术或蓬莪术的干燥块根。

养肝调肝药膳

佛手郁金鲫鱼汤

原料：佛手20克，青皮15克，郁金10克，鲫鱼1条，姜、葱丝、盐各适量。

做法：

1. 鲫鱼处理干净；姜洗净，切片。

2. 将佛手、青皮、郁金放入砂锅中，加入适量水煎煮2次，每次10分钟，滤渣取汁。

3. 锅加油烧热，下鲫鱼煎至两面金黄，加入开水、药汁、姜片、葱丝，大火煮沸后转小火炖1小时，加盐调味即可。每日1次。

功效：舒肝利胆，理气通腑，适用于肝郁气滞型胆囊炎。

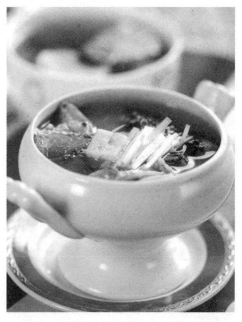

清肝常用中药

枸杞子

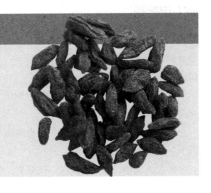

滋补肝肾，明亮双眼

养肝调肝功效

枸杞子含有丰富的胡萝卜素、维生素和钙、铁等营养物质，具有滋补肝肾、益精明目的功效，常用于肝肾阴虚所致的头晕目眩、视力减退、腰膝酸软等症。研究发现，枸杞子还具有增强白细胞活性、抑制脂肪在肝细胞内沉积、促进肝细胞新生的作用，对慢性肝炎、视网膜炎等有一定的改善作用。平时适量食用枸杞子，有预防近视、明亮双眼的作用。

养肝调肝食疗方

肝火过旺、目赤肿痛：枸杞子15克，菊花5朵，用沸水冲泡，代茶频饮。

肝血虚：枸杞子、五味子各等份，研为粗末，每次取10克，用沸水浸泡，代茶饮用。或枸杞子、桂圆肉各等份，加水，用小火煎煮1小时，去渣继续煎熬成膏，每天取一两匙，用温水冲服。

腰膝酸软：枸杞子、熟地黄各10克，放入茶杯中，用沸水冲泡，焖盖5分钟后饮用。每天1次。

慢性肝炎：枸杞子500克，西洋参30克，甘草100克，蜂蜜100克。将西洋参、甘草加水煎煮1小时，取其药液煮枸杞子至水将尽，捣成膏状后加入蜂蜜搅拌，装瓶后放入冰箱中。每日服用2次，每次服一两汤匙。

高血压：枸杞子或枸杞叶适量，水煎取汁，代茶饮用。

食用禁忌

枸杞子不宜一次食用过多，一般健康的成年人每天食用20克为宜。

正在感冒发热、身体有炎症、腹泻者不宜吃枸杞子；性情急躁、喜食肉类、气滞痰多者慎食枸杞子。

养肝调肝药膳

萝卜枸杞茶

原料：白萝卜100克，枸杞子6克，山楂、槐花各2克，麦芽3克。

做法：

1. 萝卜洗净，切成小块；山楂、枸杞子用清水冲洗掉杂质。

2. 锅中加入1500毫升清水，煮沸后放入白萝卜，煮至熟烂。

3. 加入山楂、麦芽、槐花、枸杞子，再煮15分钟即可。

功效：消积化滞，行气开胃，健脾清肝，清热解毒。

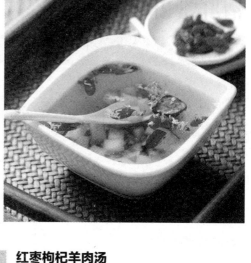

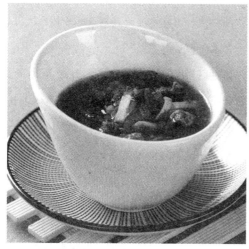

红枣枸杞羊肉汤

原料：羊肉250克，枸杞子15克，红枣10枚，生姜、葱、料酒、胡椒粉、盐各适量。

做法：

1. 羊肉洗净剁成块；姜洗净，切片；葱洗净，切段；红枣洗净去核；枸杞子洗净泡透。

2. 将羊肉块放入沸水锅中，用中火煮去血水，捞起冲净待用。

3. 在汤碗里加入羊肉块、生姜片、红枣、枸杞子、葱段、盐、胡椒粉、料酒，注入清水，放入蒸锅内蒸1小时至羊肉熟烂即可。

功效：滋补肝肾，温养气血。适合气血不足、怕冷者以及身体羸弱者。

枸杞猪肝片

原料：猪肝250克，枸杞子10克，葱、姜、酱油、料酒、水淀粉、盐各适量。

做法：

1. 猪肝洗净，切片；枸杞子洗净；葱洗净，切段；姜洗净，切片。

2. 锅内放油烧热，将葱段、姜片放入油锅略爆后，倒入猪肝和枸杞子翻炒。

3. 猪肝将熟时，加入酱油、料酒、盐调味，最后用水淀粉勾芡即可。

功效：养肝血，明目。适用于肝血不足之头痛、眩晕等症。

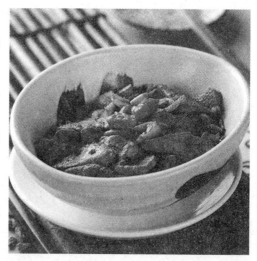

女贞子

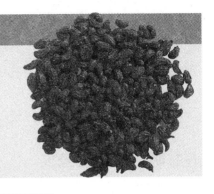

滋阴养肝，清热养血

养肝调肝功效

女贞子有滋补肝肾、益阴养血、明目乌发等多种功效，中医临床上常用于肝肾阴虚或肝血虚，有改善头昏目眩、腰膝酸软、遗精、耳鸣、须发早白，骨蒸潮热等症的作用。研究还发现，女贞子所含的多种有效成分，有促进肝细胞再生、防止肝损伤和肝硬化等多种功能。

养肝调肝食疗方

视物不清：女贞子、桑葚、黄精、石斛各15克，水煎取汁，每日1剂，分3次服用。

头晕目眩：女贞子、白芍各18克，当归、酸枣仁各15克，水煎取汁，每日1剂，分3次服用。

食用禁忌

女贞子性凉，脾胃虚寒泄泻及阳虚者不宜服用。

养肝调肝药膳

女贞子海参瘦肉汤

原料：海参、猪瘦肉各100克，五味子6克，女贞子、桂圆肉各5克，红枣3颗，姜、盐各适量。

做法：

1. 将五味子、女贞子、桂圆肉浸泡；红枣洗净、去核；海参用温开水浸泡发透，切块状；猪瘦肉洗净，切块；姜洗净，切片。

2. 将姜片、猪瘦肉、海参、五味子、女贞子、桂圆肉、红枣放进锅内，加水适量，小火炖至肉熟汤浓，加盐调味即可。

功效：滋补肝肾，可改善肝肾亏虚所致腰膝酸软、视物昏花、阳痿遗精、头晕目眩等症。

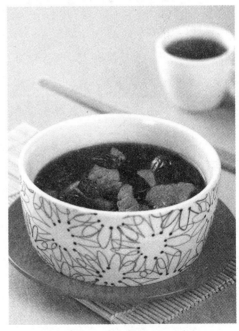

菊花

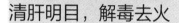

清肝明目，解毒去火

养肝调肝功效

菊花有疏散风热、清肝明目、祛火解毒等功效，对于春季肝阳上亢所致的肝经有热、目赤多泪、眩晕头痛等有很好的预防和缓解作用。经常用菊花泡茶喝，能清肝减压，润肠道，防便秘，以及预防和缓解高血压、高血脂等慢性病。更年期女性适量饮用菊花茶，还能解热除烦、养心养肝，缓解更年期综合征。

养肝调肝食疗方

风热头痛：菊花、川芎各30克，混合均匀，研末。每次取5克，温水冲服，每日1剂。

头晕、目眩：杭菊花9克、熟附子6克、决明子15克，加水共煎代茶饮。

失眠：菊花10克，酸枣仁15克，用沸水冲泡15分钟，代茶饮用。

脂肪肝：菊花、山楂（干）、金银花各10克，用沸水冲泡，代茶饮用。

高血压：菊花15克，粳米100克，一起加水煮粥，每日1次。

食用禁忌

菊花性寒，凡外感风寒、脾胃虚寒者均不宜服用。

糖尿病患者或血糖偏高者最好单喝菊花，不要加糖或蜂蜜。

过敏体质者应先泡一两朵试试，若没有问题再多泡，不宜过量饮用。

这样吃更养肝

 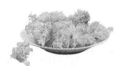

菊花 + 银耳　→　滋阴润燥，清肝明目，养心除烦

 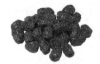

菊花 + 红枣　→　清肝养血，缓解视物模糊、眼睛疲劳

中医提示
菊花主要有黄菊、白菊、野菊3种。一般来说，疏散风热多用黄菊花，平肝益肝多用白菊花，清热解毒多用野菊花。

菊花银耳鸡肝汤

原料： 鸡肝 100 克，银耳 10 克，菊花 10 朵，茉莉花 5 朵，料酒、姜汁、盐各适量。

做法：

1. 银耳泡发，去掉黄色的根部和杂质，撕成小片；菊花、茉莉花温水洗净；鸡肝洗净切薄片备用。

2. 锅里加适量水烧沸，先入料酒、姜汁、盐，随即下入银耳、鸡肝煮沸，撇去浮沫，待鸡肝熟，加入菊花、茉莉花稍煮沸即可。

功效： 清肝明目，补血降压。适用于高血压所致眩晕、头痛，及贫血者。

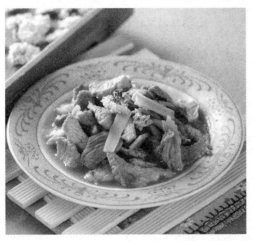

菊花肉片

原料： 猪瘦肉 200 克，菊花 10 克，葱末、姜片、盐、料酒、淀粉各适量。

做法：

1. 菊花浸泡后洗净；猪肉切成薄片，加入盐、料酒、鸡蛋清、少许淀粉抓匀。

2. 锅里加适量油烧热，下猪肉片炒至变色，盛出备用。

3. 锅中放少许油，放入葱末和姜片煸香，加入肉片和少许清水，烧沸后加入菊花，煮至入味即可。

功效： 疏风清热，明目解毒。适用于头痛、眩晕、目赤、心胸烦热等。

菊花草鱼汤

原料： 草鱼肉 300 克，干香菇 20 克，菊花 10 克，生姜片、葱段、料酒、盐各适量。

做法：

1. 菊花浸透后洗净，捞出沥干；草鱼洗净，切成小块；香菇洗净，用温水泡发后切片。

2. 锅中加入适量清水，放入生姜、葱，大火煮沸后放入草鱼片、香菇片，倒入料酒，煮至草鱼熟。

3. 捞出香菇、葱和生姜，放入菊花煮沸，加入盐调味即可。

功效： 祛风平肝，清热化痰。可消除口干口苦、缓解咽喉不适等。

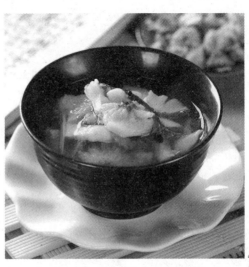

决明子

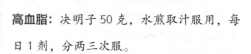

清肝明目，降血降脂

养肝调肝功效

决明子又名草决明，《日华子本草》称其"助肝气，益精水"。其有养肝明目、润肠通便、益肾利水等功效，中医临床上常用于治疗肝胆郁热所致目赤涩痛、羞明多泪、头痛眩晕、目暗不明、大便秘结等症。研究还发现，决明子富含大黄酚、大黄素、决明素等成分，可用于高血压病而呈现肝阳上扰、头晕目眩等。

养肝调肝食疗方

肝火过旺：决明子10克炒香，用沸水冲泡饮用，直至茶水无色。也可加入枸杞子、菊花冲泡。

目赤肿痛：决明子10克，绿茶3克，同放杯中，热水冲泡即可饮用。

视物模糊：决明子、枸杞子、沙苑子、覆盆子、女贞子各15克，加水煎煮，去渣取汁，加冰糖少许饮用。

高血压：决明子15克，夏枯草9克，水煎取汁，每日1剂，连服1个月。

高血脂：决明子50克，水煎取汁服用，每日1剂，分两三次服。

食用禁忌

决明子有降血压的作用，低血压、血虚眩晕者不宜服用。

决明子性寒凉，脾胃虚寒、脾虚泄泻者不宜服用。

决明子含有大黄酚、大黄素等化合物，长期服用可引起肠道病变，所以服用决明子需遵医嘱。

这样吃更养肝

决明子 + 枸杞子 → 清肝明目，降压降脂，适合高血压、高血脂人群

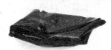

决明子 + 海带 → 清肝火，明目，降血压，适合高血压患者

决明子 + 菊花 → 清肝火，改善肝火上炎所致的目赤肿痛等症

养肝调肝药膳

决明子海带汤

原料：海带丝（干）20 克，决明子 10 克。

做法：

1. 将海带丝洗净，用清水浸泡 2 小时左右。

2. 将海带丝连同浸泡的水一起倒入砂锅内，再加入决明子，用小火煎煮 1 小时。饮汤，吃海带。

功效：清肝泄热，降压降脂，减肥轻身。适合高血压、高血脂以及肥胖人群。

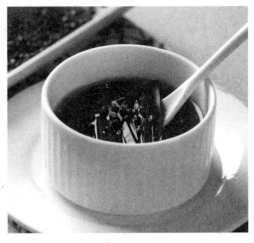

决明子菊花枸杞粥

原料：决明子 15 克，枸杞子 10 克，菊花 10 克，粳米 50 克，冰糖适量。

做法：

1. 先把决明子放入砂锅内炒至微香，取出，待冷后与菊花煎汁，去渣取汁。

2. 将决明子菊花药汁倒入锅中，放入粳米煮粥，粥将熟时，加入枸杞子、冰糖，煮熟即可。

功效：清肝明目，降压通便。适用于高血压病、高脂血症以及习惯性便秘等。大便溏稀者忌服。

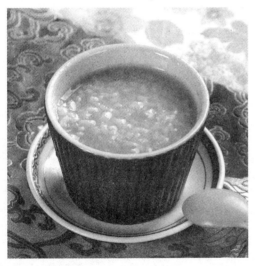

菊花决明茶

原料：决明子 9 克，菊花 9 克，绿茶 3 克。

做法：

1. 将所有材料放入保温杯中。

2. 加 250 毫升沸水，加盖闷 10~20 分钟即可。每日 1 剂，不限时间，一次饮完，饮用 1 次，忌空腹。

功效：活血化瘀，通络止痛。可有效改善头痛、眩晕、视物模糊等不适。

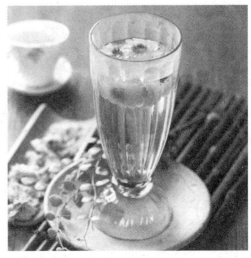

桑叶

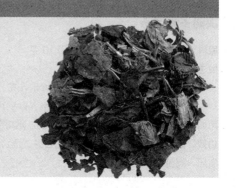

疏风散热，清肝明目

养肝调肝功效

桑叶是疏风散热、滋阴润肺、清肝明目的常用之品，中医临床上常用于风热感冒、肺热燥咳、头晕头痛、目赤昏花等症。桑叶不仅"助攻"肺部之症，亦能养肝护肝。研究发现，桑叶中的多种有效成分具有抑制脂肪肝形成、降低血中胆固醇和抑制动脉粥样硬化形成，以及防止肝脏损伤的作用。

养肝调肝食疗方

眩晕：石决明24克，菊花12克，枸杞子12克，桑叶12克。水煎服。

这样吃更养肝

桑叶 + 菊花 + 枸杞子 → 清肝明目，改善和保护电脑工作者的视力

桑叶 + 决明子 → 明目保肝，对视物昏花、模糊等有不错效果

养肝调肝药膳

夏枯草桑叶菊花茶

原料： 夏枯草 12 克，桑叶 10 克，菊花 10 克。

做法：

1. 将夏枯草、桑叶用清水冲洗干净，加入适量水浸泡半小时，然后连水一起倒入砂锅中煮半小时。

2. 加入菊花煮 3 分钟，即可代茶饮。可用冰糖或蜂蜜调味。每日 1 剂，不拘时频饮。

功效： 清肝明目，降压降脂。适合肝火过旺，以及"三高"人群。

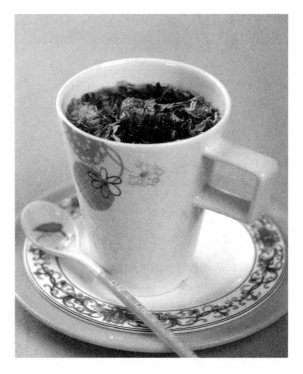

桑叶茶

原料： 桑叶 5 克，菊花 5 克，甘草 3 克，绿茶 3 克。

做法： 将甘草捣碎，与其他原料混合，用细纱布包好，热水冲泡即可。代茶饮用，冲饮至味淡。

功效： 清肝肺之热，明目。对肺燥咳嗽、肝火上炎等有改善作用。

金银花

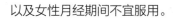

清肝解毒，上火克星

养肝调肝功效

《神农本草经》中记载："金银花性寒味甘，具有清热解毒、凉血化瘀之功效。"经常用金银花泡茶喝，可清肝火、祛除肝胆湿热，还能改善胃火炽盛、肺燥咳嗽等症。肝火过旺引起的咽喉肿痛、牙痛、目赤肿痛、容易发怒，以及肝经湿热所致的小便赤黄、皮肤发黄等，都可以找金银花帮忙。

养肝调肝食疗方

牙痛、目赤肿痛：金银花、野菊花各适量，洗净，放入锅中，加入适量水煎取药汁，代茶饮用。

咽喉肿痛：金银花7克，胖大海10克，用沸水冲泡15分钟，代茶饮用。

口腔溃疡：金银花15克，甘草3克，用沸水冲泡15分钟，代茶饮用。

肝胆湿热：金银花10克，绿豆15克，加水煎汤。每日1剂，分2次服。

食用禁忌

金银花性寒，脾胃虚寒、便溏腹泻者，以及女性月经期间不宜服用。

冬季不宜常服金银花，以免耗损阳气。

这样吃更养肝

 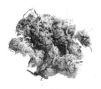

金银花 + 菊花 → 清热解毒，清肝明目，适用于肝火上炎

 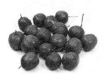

金银花 + 山楂 → 清热排毒，养肝活血，美容养颜

 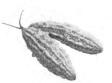

金银花 + 苦瓜 → 清肝火、祛心火，明目解毒，祛除邪热

金银花 + 绿茶 → 清肝明目，祛火排毒，缓解口疮、目赤肿痛等

养肝调肝药膳

金银花罗汉果茶

原料：金银花 10 克，罗汉果 1 个。

做法：

1. 将罗汉果剁成小块，与金银花一起放入锅中。

2. 加水 500 毫升，煮沸后取汁饮用。

功效：清热解毒，润肺止咳，利咽祛痰。适用于肝肺燥热所致的喉咙肿痛、咳嗽痰多等症。

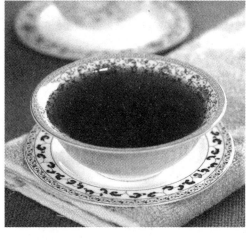

金银花粥

原料：金银花 15 克，粳米 100 克，白砂糖适量。

做法：

1. 金银花用清水冲洗掉灰尘杂质；粳米淘洗干净。

2. 取锅加入冷水、粳米，先用大火煮沸，再改用小火煮至粥将成时，加入金银花，再次煮沸，加白糖调味即可。

功效：清肝明目，滋阴润燥，排毒养颜。可改善目赤肿痛、牙痛、口腔溃疡等上火症状。

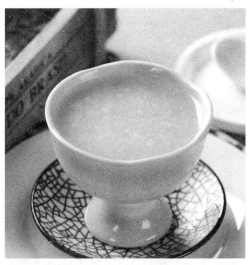

蜜糖银花露

原料：金银花 15 克，蜜糖 30 克。

做法：

1. 将金银花洗净，放入砂锅中，加两碗水，煎煮至剩一碗水，去渣取汁，冷却。

2. 取少许药汁，加入适量蜜糖，溶化后即可饮用。

功效：清热解毒，润肠通便，适用于热结便秘。

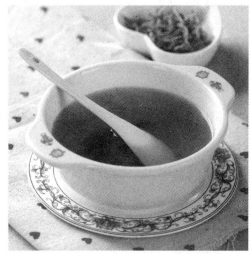

蒲公英

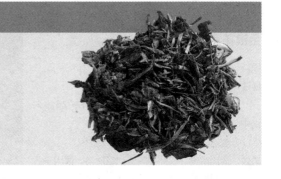

清肝利胆，祛热解毒

养肝调肝功效

蒲公英具有清热解毒、清肝利胆、解毒退黄、消肿散结等功效，可用于治疗痈肿疔毒、乳痈肿痛、湿热黄疸，以及肝火过盛引起的目赤肿痛等症。

养肝调肝食疗方

急性黄疸型肝炎：茵陈50克，蒲公英25克，加水500毫升，煎至300毫升，加白糖分三次服用。

急性传染型肝炎：鲜蒲公英500克，用沸水焯一下，调拌食用。

急性乳腺炎：蒲公英15克，水煎服。用50克鲜品捣烂如泥外敷患处效果更佳。

咽干、咽痒痛：蒲公英花水泡代茶饮。

食用禁忌

阳虚外寒、脾胃虚弱者不宜服用蒲公英。

大量服用蒲公英易导致各种胃肠道不适，每天服用蒲公英不宜超过15克，鲜品可适当加量。

养肝调肝药膳

黄瓜蒲公英粥

原料：大米100克，黄瓜30克，蒲公英10克。

做法：

1. 黄瓜洗净切片；蒲公英洗净切碎；大米洗净。

2. 将大米放入锅中，加入适量清水，大火煮至粥熟后，放入黄瓜和蒲公英，煮沸即可。

功效：清热解毒，平肝去火，利尿消肿。

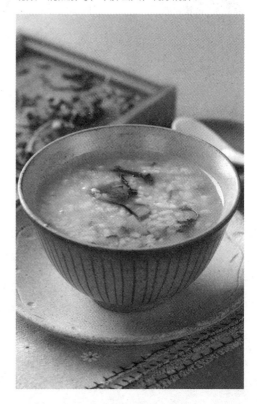

栀子

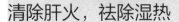

清除肝火，祛除湿热

养肝调肝功效

栀子具有泻火解毒、清热利湿、凉血散瘀的功效，对肝火过旺引起的目赤肿痛，以及肝火上炎于心所致的烦渴等有改善作用，中医临床也常用栀子来治疗黄疸性肝炎、扭挫伤、高血压、糖尿病等。

养肝调肝食疗方

目赤肿痛： 栀子 5 克，用沸水冲泡代茶饮。

烦热、呕吐： 栀子 10 克煮水，加入豆豉 10 克，煮汤去渣服用。每日 2 次，每次 1 剂，先温服 1 次，待吐止后再服。

食用禁忌

栀子苦寒伤胃，脾虚便溏者不宜服用。

这样吃更养肝

栀子 + 菊花　→　清肝明目，润肠排毒，适合肝火过旺者

栀子 + 莲子芯　→　清肝明目，养心除烦，凉血解毒

养肝调肝药膳

栀子莲心茶

原料：栀子 2.5 克，莲子芯 5 克，冰糖适量。

做法：

1. 将所有材料一起放入保温 杯中。

2. 冲入 250 毫升沸水，加盖闷泡 15 分钟后滤取茶汁饮用。每日 1 剂，冲泡 2 次，代茶饮。

功效：清心火，平肝火，泻脾火，降肺火。适合心烦、头晕及加班熬夜眼睛红肿者饮用。

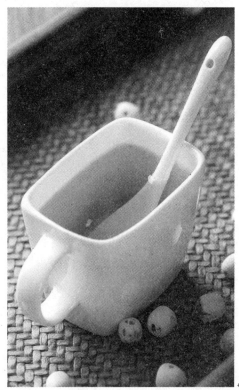

茵陈

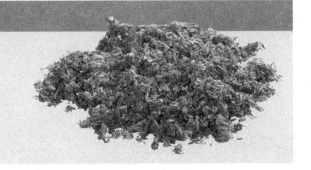

清热利湿，退黄疸

养肝调肝功效

茵陈具有清热利湿、退黄的功效，常用于黄疸、小便不利、湿疮瘙痒等肝胆湿热之症。研究发现，茵陈有利胆、保护肝功能、解热、抗炎、降血脂、降压等作用，对甲型肝炎、乙型肝炎、黄疸型肝炎有显著疗效。

养肝调肝食疗方

乙型肝炎：茵陈 30 克加水煎汤，去渣取汁服用。

急性黄疸型肝炎：茵陈 10 克、蒲公英 10 克，加水 500 毫升，煎取 400 毫升，加白糖 30 克服用。

食用禁忌

茵陈有降压作用，低血压人群不宜服用。

茵陈性质寒凉，脾胃虚寒、腹泻的人不宜服用。

养肝调肝药膳

茵陈糯米粥

原料：糯米 100 克，茵陈 30 克，白糖 20 克。

做法：

1. 将茵陈洗净，放入锅中，加入约 200 毫升冷水，用中火烧沸，再用小火煎汁，滤渣留汁。

2. 糯米洗净泡好，放入洗净的锅内，注入约 800 毫升冷水烧沸，再改用小火煮至粥微稠。

3. 将茵陈汁加入锅中，再煮 20 分钟，加白糖煮沸即可。

功效：清热解毒，利湿退黄。适用于肝胆湿热所致黄疸、小便不利、高血压等。

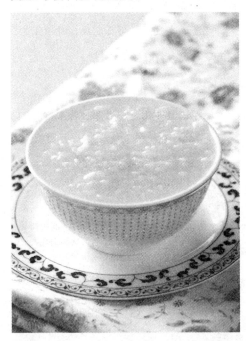

夏枯草

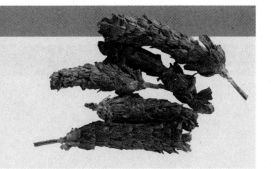

清肝明目，开郁散结

养肝调肝功效

夏枯草自古就是清肝火、散郁结的要药，具有泻火降压、散郁结、消肿止痛的功效，可用于肝火上炎所致的目赤肿痛、头痛、高血压，以及肝气郁结所致的胸胁胀痛、乳腺增生等症。

养肝调肝食疗方

肝虚目痛：取夏枯草、香附各 5 克，泡茶饮用。

食用禁忌

夏枯草性寒，孕妇、慢性泄泻者慎用；寒伤气血，因而气虚、脾胃虚弱者慎用夏枯草。

这样吃更养肝

 夏枯草 + 香菇 → 补肝肾，健脾胃，安心神，降血压

 夏枯草 + 黑豆 → 滋补肝肾，降压止痛

养肝调肝药膳

牡蛎夏枯草瘦肉汤

原料：猪瘦肉 20 克，牡蛎 30 克，夏枯草 30 克，红枣 8 颗，盐适量。

做法：

1. 将牡蛎洗净、打碎，装入纱布袋中；夏枯草去杂、洗净；红枣洗净；猪瘦肉洗净，切块。

2. 将猪瘦肉、牡蛎、夏枯草和红枣一同放入锅中，加入适量清水，大火煮沸后改用小火，撇掉浮沫，再煮 1 小时，加盐调味即可。

功效：清泄肝火，滋阴养血。

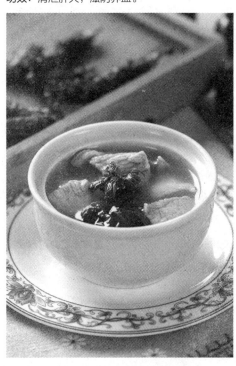

平肝常用中药

天麻

平息肝风，祛除风湿

养肝调肝功效

天麻既能平息肝风，又能驱除风湿，多用于头痛眩晕、肢体麻木、小儿惊风、癫痫、抽搐、破伤风等，现在临床上多用以平肝镇痉，为治头晕常用药。

食用禁忌

天麻性稍温燥，阴虚液少者不宜多用。

服用天麻如出现头晕、恶心、胸闷、皮肤丘疹伴瘙痒等过敏症状，应立即停药就医。

这样吃更养肝

天麻 + 乌鸡
→

营养丰富，可改善头痛、眩晕等症

天麻 + 鱼头
→
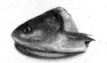
平肝息风，解除眩晕

天麻 + 鸽子
→

滋补肝肾，补气益肺，适用于偏头痛、高血压、病后体虚等

养肝调肝药膳

天麻土鸡汤

原料：天麻 10 克，土鸡半只，生姜、盐各适量。

做法：

1. 天麻提前浸泡一夜，用时切成薄片；生姜洗净，切片。

2. 土鸡剁成块，放入开水中焯一下，煮尽血水，捞起冲净。

3. 砂锅中放入鸡块、天麻、姜片，加入冷水，大火煮沸 20 分钟，改用小火煲 1 小时，加盐调味即可。

功效：平肝息风，祛风止痛，滋补肝肾，益精明目。

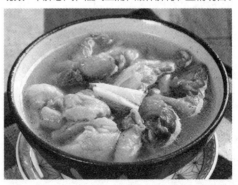

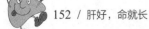

白芍

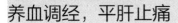

养血调经，平肝止痛

养肝调肝功效

白芍具有活血化瘀、养血柔肝、解痉镇痛等作用，对血瘀引起的头痛、眩晕以及痛经等有改善作用。研究还发现，白芍根含有的芍药甙、苯甲酸等成分为痛经、镇痉、止痛之药，所以临床上也常用于治疗腹痛、胃痉挛等症。

养肝调肝食疗方

头晕、胁痛： 白芍、当归各15克，水煎取汁，每日1剂。

头痛： 白芍30克，甘草15克，水煎取汁，每日1剂，代茶饮用。

肝阳上亢： 白芍15克，枸杞子30克，一起放入杯中，冲入沸水，加盖闷泡15分钟左右，代茶饮用。

食用禁忌

白芍有破血的作用，血虚无瘀者不宜服用。

这样吃更养肝

白芍 + 枸杞子 → 养阴、柔肝，适宜肝肾阴虚、肝阳上亢之头晕目眩、燥热烦渴、心悸失眠

养肝调肝药膳

三七归芍茶

原料： 三七、当归、白芍各12克，红枣6颗。
做法：

1. 先将三七打成碎块，加300毫升水煎煮15分钟。

2. 加入当归、白芍、红枣，再煎煮12分钟，取汁代茶饮。每日1剂，煎煮1次，睡前一次服完。

功效： 镇肝熄风，凉血消肿，行瘀止痛。改善头痛，促进骨折愈合。

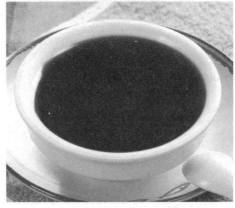

老祖宗留下来的传世养肝调肝名方

一贯煎

涵养肝阴，疏通肝气

　　"一贯煎"出自《续名医类案》，由清代名医魏玉璜所创，为滋阴疏肝的良方，主治肝肾阴虚、血燥气郁、肝气不舒等证，临床主要用于治疗肝肾阴虚型高血压、慢性肝炎、消化性溃疡、肋间神经痛、神经症等。

【名方组成】北沙参、麦冬、当归各9克，生地黄18~30克，枸杞子9~18克，川楝子4.5克。

【名方用法】水煎，取汁250毫升，每日一两剂。

【名方详解】方中以生地为君药，可滋阴养血；沙参、麦冬、当归、枸杞子为臣药，配合君药滋阴养血以柔肝；同时佐以少量川楝子，以疏泄肝气。诸药配伍，滋阴养血而不遏制气机，疏肝理气又不耗伤阴血，肝血得以濡养，肝气得以条达，因而成为涵养肝阴的无上良方。

【名方活用】

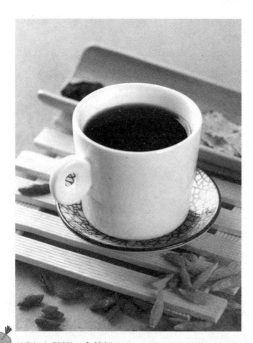

一贯煎+白芍15克、丹参12克、生黄芪10克（酌情加减）	→	补气活血，增加滋阴效果，主治慢性肝炎、脂肪肝、肝硬化属阴虚者等
一贯煎+伍乌梅15克，白花蛇舌草20克、甘草6克、红枣3枚	→	巩固滋阴效果，主治慢性萎缩性胃炎
一贯煎+白芍15克、茯苓12克、百合15克、小麦10克、红枣3枚	→	滋补肝阴、养心神，缓解更年期高血压、失眠、潮热等不适

【名方禁忌】痰浊中阻型高血压不宜用本方。

益母胜金丹

养肝补血，调理月经

益母胜金丹出自翁藻著《医钞类编》一书，其自古就是养肝补血、调理妇科疾病的经量良方，对肝血不足所致的月经不调、闭经，以及肝气郁结所致的胃脘痛、胸胁痛、癥瘕腹痛等症有显著疗效。

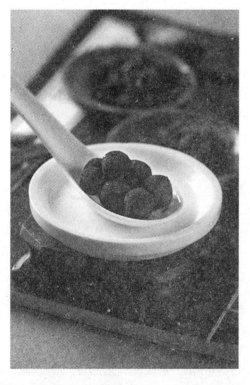

【名方组成】熟地黄200克，当归200克，白芍（酒炒）150克，川芎75克，牛膝100克，白术200克，香附（酒、醋、姜汁、盐水各炒1次）200克，丹参200克，茺蔚子200克，益母草500克（酒、水各半，熬膏）。

【名方用法】炼蜜为丸，如梧桐子大小。

每天取20~25克，早、晚温水送服。

【名方详解】方中四物汤（白芍、当归、熟地黄、川芎）养血活血，益母草、茺蔚子、丹参活血调经，香附疏肝理气、调经止痛，白术健脾益气。诸药配伍，共奏活血调经之功。

【名方活用】

益母胜金丹+肉桂2克	→	温中活血，主治月经延期、小腹冷痛
益母胜金丹+加丹皮10克，黄芩（酒炒）2克	→	清热凉血，主治月经先期
益母胜金丹+延胡索5克	→	活血祛瘀，增强调经功效，主治血瘀痛经
益母胜金丹+黄芪5克、党参5克	→	气血双补，主治气虚乏力

【名方禁忌】孕妇、阴虚血热所致月经过多及先兆流产者，不宜服用益母胜金丹；益母胜金丹组方较为复杂，不宜自行服用，应遵医嘱。

茵陈蒿汤

清热利湿，解毒退黄

茵陈蒿汤是流传千年的中医名方之一，有清热利湿、解毒退黄的功效，是保肝、退湿热黄疸的要方，中医临床上也常用于治疗病毒性肝炎。

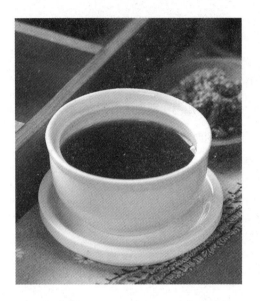

【名方组成】茵陈6克，栀子4克，大黄（去皮）2克。

【名方用法】加水煎煮，取汁300毫升，每日1剂，分3次服用。

【名方医解】方中茵陈为君药，有清热利湿、疏肝利胆的作用，为治黄疸要药；栀子为臣药，能清热降火，通利三焦，可助茵陈引导湿热从小便排出体外；大黄为佐药，可通利大便，助茵陈清热、栀子退黄。诸药合用，使湿热之邪以粪便、尿的形式排出体外，因湿热而致的黄疸也就自然消失。

【名方活用】

茵陈蒿汤单用	→	重在清热，兼顾除湿
茵陈蒿汤＋苍术、厚朴	→	即可清热，又强化了祛湿功效

中医提示

黄疸的主要症状

◎ 皮肤、巩膜等组织发黄，以面部发黄最为明显；

◎ 黄疸加深时，尿、痰、泪液及汗液也发黄，粪便也有可能发生颜色改变；

◎ 常伴有腹胀、腹痛、食欲不振、恶心、呕吐、腹泻或便秘等消化道症状；

◎ 可出现皮肤瘙痒、心动过缓、腹胀、脂肪泻、夜盲症、乏力、精神萎靡和头痛等胆盐血症的表现；

◎ 可伴有肝、脾、胆囊肿大等。

黄疸的中医治疗原则

黄疸是湿浊阻滞致脾胃肝胆功能失调、胆液不循常道而随血外溢造成的，因此在治疗上要遵循健脾祛湿、疏肝利胆、清热利尿的原则。

逍遥散

舒畅郁结之气

逍遥散，顾名思义就是服之能令人逍遥轻松，其出自《太平惠民和剂局方》，能疏肝解郁、健脾和营，对肝郁血虚之两胁作痛、头痛目眩、口燥咽干、神疲食少、月经不调、乳房作胀、脉弦而虚等症有显著疗效。现代广泛运用于治疗慢性肝炎、肝硬化、胆石症、胃及十二指肠溃疡、慢性胃炎、胃肠神经官能症、经前期紧张症、乳腺小叶增生等疾病。

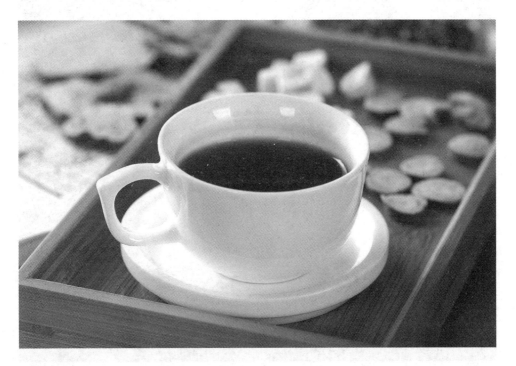

【名方组成】柴胡、当归、白芍、白术、茯苓、生姜（煨）各15克，薄荷、炙甘草各6克。

【名方用法】水煎服，具体用量视病情而定。

【名方医解】方中柴胡为君药，可疏肝解郁，使肝木条达；当归、白芍为臣药，可养血柔肝，以助柴胡舒畅肝气；白术、茯苓、炙甘草虽为佐药，但有健脾祛湿、促进气血生化、缓急止痛之功；薄荷疏风散热，助柴胡解肝郁之热，煨生姜温胃和中，为使药。诸药搭配，可补肝阴、疏肝气、健脾胃，气血兼顾，因而为调和肝脾的名方。

【名方禁忌】脾胃虚寒且伴有头痛、面红、口渴等症状的，不应乱用逍遥散，应咨询医生是否可用。

丹栀逍遥散

调和肝脾，清热泻火

丹栀逍遥散出自《医略六书》，是在逍遥散的基础上，配伍丹皮、栀子而成，具有疏肝清热、养血健脾等功效。肝郁气滞使月经量多或少，还常伴潮热颧红、小腹胀痛、乳房胀痛、崩漏、带下等，可用丹栀逍遥散调理。

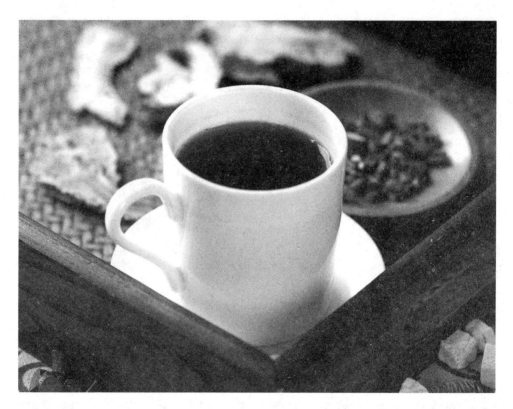

【名方组成】柴胡、当归、白芍、白术、茯苓、生姜（煨）、丹皮、栀子各15克，薄荷、炙甘草各6克。

【名方用法】水煎取汁，具体用量根据病情而定。

【名方医解】逍遥散既补肝阴，又疏肝气，还能健脾胃，气血兼顾，配伍清热凉血的丹皮，以及清肝泄热的栀子，既有助于柴胡使肝木条达，又能增加疏肝清热之功效。诸药合用，疏肝健脾效果更佳，能解除肝郁对冲任二脉的影响，使血液正常运行，使月经逐渐恢复正常，因而丹栀逍遥散又常被视为调经之要方。

四物汤

补血调经，妇科圣药

四物汤在中医临床应用中已有千年历史，被誉为"妇科第一方""调理一切血证是其所长"及"妇女之圣药"。其由熟地黄、白芍、当归及川芎四味中药煎煮而成，具有补血调经的效果。从月经结束那一天起，每天喝四物汤，有很好的补血效果，对肝郁血虚引起的月经不调、痛经有显著的调理作用。

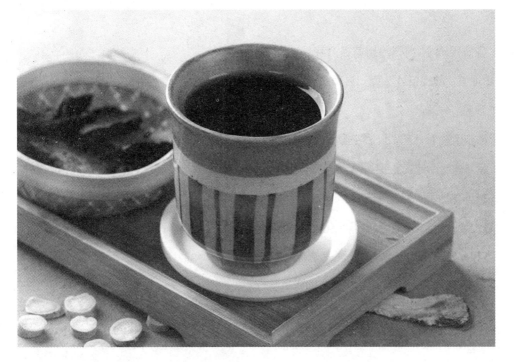

【名方组成】熟地黄12克，川芎6克，当归、白芍各9克。

【名方用法】水煎服，早晚空腹饮用。

【名方详解】本方以甘温味厚的熟地黄为主，滋阴养血；配伍当归补血养肝，和血调经；白芍养血可以增强补血的功效；川芎活血行气，调畅气血。诸药配伍，补血而不滞血，和血而不伤血，因此，血虚者可用之以补血，血瘀者可用之以活血，是既能补血养血，又能活血调经的常用方剂，非常适合肝郁血虚者的日常调理。

【名方禁忌】阴虚发热以及血崩气脱之证不宜使用本方。

补肝养荣汤

补肝养血，缓解眩晕

人体脏腑组织需要血的濡养才能维持正常功能，若血虚不能荣养于头面，则会出现头晕症状，也就是中医里所说的血虚眩晕。补肝养荣汤出自《赤水玄珠》，其由四物汤（当归、川芎、白芍、熟地黄）配伍陈皮、甘菊、甘草组成，是补肝养血的名方，主治血虚眩晕。

【名方组成】 当归、川芎各6克，白芍、熟地黄、陈皮各4.5克，甘菊3克，甘草1.5克。

【名方用法】 水煎取汁，空腹服用。

【名方详解】 方药由四物汤（当归、川芎、白芍、熟地黄）配伍陈皮、甘菊、甘草组成。其中，四物汤是补血活血、调经化瘀的良药，当归补血养肝、和血调经，熟地黄滋阴补血，白芍养血柔肝，川芎畅通气血；陈皮具有疏肝理气的功效；甘菊能清肝明目；甘草用量虽然不多，但能助当归、川芎养血活血，助熟地黄滋阴，助白芍柔肝，助陈皮顺肝气、清肝火、明目。方药既补血，又顺肝气，补调兼顾，因而对血虚眩晕有效。

【名方禁忌】 补肝养荣汤有活血祛瘀的作用，孕妇、先兆流产者、阴虚火旺之月经过多者不宜服用。

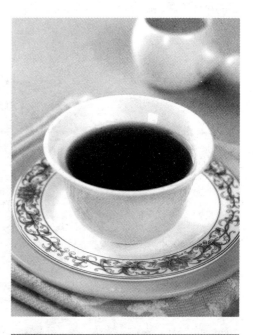

中医提示

血虚眩晕的主要症状

◎ 头晕目眩，头重脚轻，心悸气短

◎ 常伴有精神疲乏、浑身无力、饮食不佳、面色唇甲苍白、四肢发麻、虚烦失眠等症

血虚眩晕的中医治疗原则

血虚眩晕的原因在于人体阴血不足，而肝主藏血，是人体血库，是造血、调节血液的器官，因此血虚眩晕的治疗应以养肝血为主。

金铃子散

疏肝泄热，活血止痛

金铃子散出自《太平圣惠方》，是历代医家推崇的理气解郁名方，有疏肝泄热、行气止痛的功效。肝气不舒，气郁化火，可导致胸、胁、腹部疼痛，或口干口苦，可用金铃子散调理，疗效显著。现代临床常用于慢性肝炎、胃及十二指肠溃疡、慢性胃炎、胆囊炎等肝郁化火之症。

【名方组成】金铃子（即川楝子）、延胡索各10克。

【名方用法】上述药物研为细末，每服9克，酒或开水送下。或水煎服，具体用量根据病情而定。

【名方详解】方中金铃子味苦性寒，善入肝经，可疏肝气，泻肝火；延胡索可行气活血、止痛。二者相配，一泄肝气之热，一行血液之滞，使肝火得清，气机通畅，胸胁、腹部疼痛自然痊愈。

【名方禁忌】孕妇慎用本方。

清热平肝汤

清热平肝，祛湿利胆

清热平肝汤出自《中医原著选读》引关幼波方，具有清热平肝、凉血解毒、利湿消肿的功效，临床上常用来治疗肝胆湿热引起的慢性肝炎、脂肪肝或合并胆道感染等疾病，对这些疾病所引起的两胁持续作痛、小便赤黄、大便干燥、肥胖、胃胀等有显著的改善作用。

【名方组成】白矾3克，泽兰4.5克，郁金、醋柴胡、酒胆草各9克，茵陈、小蓟、石见穿各15克，赤芍、丹皮各12克。

【名方用法】水煎服，具体用量根据病情而定。

【名方详解】方中柴胡辛凉解表，疏肝解郁；茵陈清热利湿；赤芍滋阴养血、清热除烦；郁金疏肝解郁；丹皮滋阴降火；酒胆草（即龙胆草）清热燥湿，泻肝胆火；小蓟凉血解毒；泽兰利水消肿，活血祛瘀；石见穿利水渗湿，常用于肝炎的治疗；白矾祛风除痰。诸药合用，既清热利湿祛火，又行气活血，对肝经湿热诸证有疗效。

六郁汤

行气解郁，燥湿化痰

关于六郁汤，《医学指南捷径六书》就有记载："六郁汤，能解诸郁，春夏秋冬，四时皆可用治。六郁名者，即气、血、痰、火、食、湿六者。"郁证之胸闷、腹胀、肝痛、食欲不振、泛酸呕吐等，都可用六郁汤调养，现代中医临床也常用六郁汤治疗慢性肝炎、脂肪肝等肝郁气滞证。

【名方组成】香附6克，陈皮（去白）、半夏（汤泡七次）、苍术（米泔浸）、川芎各3克，赤茯苓、栀子（炒）各2克，甘草（炙）、砂仁（研细）各1.5克。

【名方用法】加生姜3片，水煎温服。

【名方详解】方中陈皮理气宽中；半夏燥湿化痰；苍术健脾燥湿，祛风散寒；川芎行气活血；茯苓健脾渗湿；栀子清热利湿；香附疏肝解郁，理气宽中；砂仁理气健脾；甘草益气和中，调和诸药。诸药合用，疏肝理气，气行则血活，肝郁之证自然消除；又健脾利湿，防脾受湿困及肝经湿热。

大柴胡汤

清肝火，改善脂肪肝

大柴胡汤出自《金匮要略》，是疏肝利胆的良方，具有泄热结、疏肝胆、肃降肺肠、调畅气机升降的作用，对肝郁气滞、郁而化火以及化热成实的热结之证有疗效；中医临床上常用于治疗肝胆结石。

【名方组成】大枣4枚，大黄6克，柴胡、生姜（切）各15克，黄芩、芍药、半夏（洗）、枳实各9克。

【名方用法】水煎服，每日1剂，分3次温服。

【名方详解】方中柴胡疏肝解郁；黄芩、大黄、枳实清热泻火，行气消痞；芍药养血柔肝；半夏和胃降逆；大枣和生姜配伍，调和药性，补益脾胃。上药合用，能内泻热结，疏肝利胆。

四逆散

疏肝理气，理气健脾

四逆散是《伤寒论》中的经典名方，具有疏肝解郁、理气健脾的功效。肝脾气郁、肝胃不和的人容易出现胁肋胀闷、脘腹疼痛的症状，适当服用四逆散可调和肝脾，改善上述症状。临床上也常用四逆散治疗慢性肝炎、胆囊炎、肋间神经痛、胃溃疡、胃炎等属肝胆气郁、肝胃不和之证。

【名方组成】甘草6克，柴胡、白芍、枳实各10克。

【名方用法】分2次煎，分别取汁，混合2次药液，分2次于饭前服用。

【名方详解】方中柴胡疏肝解郁；白芍敛阴养血柔肝，可助柴胡条达肝气，又有补养肝血的功效；枳实理气解郁，泄热破结，与柴胡一升一降，加强舒畅气机之功；甘草调和诸药，益脾和中。诸药合用，可疏肝理气、泄热和胃。

大柴胡汤合茵陈蒿汤加减

清肝火、祛湿热

大柴胡汤合茵陈蒿汤加减，即在大柴胡汤和茵陈蒿汤的基础上，调整一些药物的用量。大柴胡汤疏肝利胆，茵陈蒿汤清热、利湿、退黄，两方合用，疏肝利胆、清肝胆湿热、退黄的效果更佳，临床上也常用于治疗湿热内蕴所致的肝胆结石。

【名方组成】茵陈24克，大枣4枚，黄芩、芍药、生姜（切）、枳实、大黄、栀子各10克，柴胡、半夏（洗）各12克。

【名方用法】水煎服。

【名方详解】方中茵陈苦泻下降，清热利湿；柴胡疏肝升阳；黄芩性寒味苦，清热泻火；大黄配枳实，可清热泻火、行气消痞；芍药养血柔肝止痛；半夏和胃降逆；芍药配大黄可止腹痛，配枳实可理气和血，除肝、胃、胆疼痛之症；栀子清热降火，通利三焦，可助茵陈引导湿热由小便排出体外；大枣和生姜配伍，调和药性，补益脾胃。

茵陈四逆汤

利湿退黄，缓解病毒性肝炎

茵陈四逆汤出自《伤寒微旨论》，是治疗寒湿内阻之阴黄的经典方剂。脾胃虚弱，运化失健，寒邪入侵停滞，湿从寒化而致寒湿瘀滞肝胆，使肝胆失常而出现黄疸，即为脾虚型阴黄。茵陈四逆散温阳助阳、利湿退黄，对脾虚型阴黄有较好的疗效。

【名方组成】干姜4.5克，附子（破八片）1枚，甘草、茵陈各6克。

【名方用法】水煎服。

【名方医解】方中茵陈清热利湿，是治疗黄疸的要药；干姜、附子辛温，温阳助阳、散寒止痛，与茵陈配伍，可温阳、利湿、退黄，且对病毒性肝炎引起的腹痛有缓解

作用；甘草调和诸药。

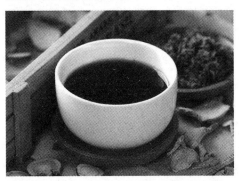

柴胡疏肝散

疏肝理气，活血止痛

柴胡疏肝散是著名的理气方剂，有疏肝理气、活血止痛的功效，对肝郁气滞所致的神情抑郁、胁肋胀满或疼痛、烦躁易怒等有显著的改善作用，现代临床上常用于慢性肝炎、慢性胃炎、肋间神经痛等属肝郁气滞者。

【名方组成】甘草（炙）1.5克，陈皮（醋炒）、柴胡各6克，川芎、香附、枳壳（麸炒）、芍药各4.5克。

【名方用法】水煎，饭前服用。

【名方详解】方中柴胡疏肝解郁；香附理气疏肝而止痛，川芎活血行气以止痛，二

药相互配伍，既能助柴胡疏肝解郁，又能增加行气活血、止痛的功效；陈皮、枳壳理气行滞，芍药、甘草养血柔肝，缓急止痛；甘草调和诸药。诸药合用，可疏肝行气、活血止痛。

第七章

动动手和腿，养肝护肝保活力

养肝调肝，不仅要吃好喝好，

也要迈开腿，动起来。

不论是散步、慢跑、游泳等运动，

还是拍打肝经、按摩穴位，

都能够促进气血运行，改善血液循环，

让肝保持活力。

而且这种方法不用住院，

不用花钱，老少皆宜，

何乐而不为？

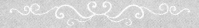

每天动一动，肝脏也年轻

肝主筋，运动可以舒筋活络，有益于肝，还能增强体质，提高抵抗力，促进肝细胞的修复。平时我们要根据自己的体质和身体状况，动起来，让肝脏保持活力，让身体更加健康。

● 闲时散散步，散出好心情

散步是一种最简便易行、老少皆宜的有氧养肝运动，它不需要专门的训练和场地，但却有防病、强身、怡情等多种作用。药王孙思邈就曾说，每天"行三里二里，及三百二百步为佳……令人能饮食无百病"。

散步能养肝血，畅情志

人们常说："饭后百步走，能活九十九。"饭后散步有利于脾胃对食物的消化吸收，而脾胃是气血生化之源。气血生化有源，肝才有血可藏，而肝藏血又是肝功能正常的物质条件。

散步就是随便走走，没有什么约束，随心所欲，有助于减缓压力、放松心情。良好的精神状态能促进肝脏功能，有养肝保肝的作用。患有慢性肝病的人群，有时会感到心烦，不妨散散步，遇到干净的鹅卵石路面，还可以穿着薄袜在上面走一走，这样能刺激脚底穴位，起到保肝益阴、舒筋活血的作用。

散步的正确方式

散步虽简便易行，但也有"讲究"：

◎ **全身心投入**：散步前，要"拿得起放得下"，将无关的事情抛之脑后，放松身体，呼吸均匀，心无杂念地投入这项运动中。

◎ **缓缓步行**：调节心情，以慢为好，边走边欣赏自然景色，建议散步时行走的速度在每分钟70步左右为宜。

◎ **散步时间要适宜**：睡前散步有助于睡眠，但宜安排在睡前1小时，散步时间在20分钟左右。散步的时间离睡觉太近，可能会因运动而使精神振奋，影响入睡。另外，散步时间也应根据季节调整，如冬季气温低，宜在阳光明媚的午后到户外走一走。

● 每天慢跑10分钟，清肝排毒效果好

慢跑是一种简单的运动方式，不需要高难的技巧，也没有严格的场地限制，但却能锻炼肌肉，燃烧脂肪，增强体质，对健康益处多多。

慢跑能增强肝脏功能，放松身心

慢跑时，规律和不间断的摆臂、跑动以及呼吸动作，都能增强心肺功能。五脏六腑看似独立，实则紧密相连，心肺功能好，气血顺畅，于肝脏健康有益。

中医认为："肝为罢极之本。""罢极"指耐受疲劳之意。人的运动能力属于筋，又称筋力。常慢跑能增强人体的耐受能力，对肝脏有益。

另外，适当的慢跑还能放松身心，减轻压力，帮助保持良好的身心状态。肝主疏泄，主情志，良好的心态有助于肝脏的疏泄功能，能养肝护肝。

正确慢跑，让肝"动"起来

◎**跑对时间**：建议清晨7点钟左右，太阳刚升起来，空气最清新的时候进行慢跑。太早，人刚睡醒，血液浓度高，容易诱发心脑血管疾病；晚上则空气质量不佳。

◎**跑对动作**：进行慢跑时，要保持上肢放松、下肢有弹性，自然摆臂，呼吸均匀，两步或三步一呼一吸，以较为缓慢的速度跑动。

◎**跑对强度**：建议可先快走、小步跑，让双腿、膝盖已经适应跑步动作，再逐渐提高速度。第一次慢跑时，时间不宜过长，30分钟就够了，以后可每周增加5~10分钟，至多控制在1小时内。

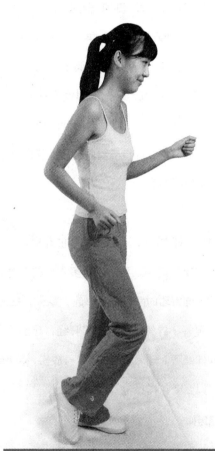

中医提示
慢跑运动不可操之过急，必须视个人体能状况做调整，循序渐进，不可一开始就快速跑，也不宜一开始就进行长时间的慢跑。

● 试试深呼吸，能让肝血运行更顺畅

养肝，不妨每天做做深呼吸。深呼吸随时随地可以进行，它可以帮我们把肺内的浊气排出，吸入更多的新鲜空气，为身体各脏腑提供更多的养分，提高或改善脏腑功能。

深呼吸要采用腹式呼吸：吸—停（屏气一两秒钟）—呼。具体步骤如下：

1. 端坐在一张没有扶手的椅子上，两脚平放，大腿与地板平行，手自然垂放在大腿上。

2. 用鼻子均匀缓慢地尽量深吸，让气体充满肺泡。吸气时腹部凸起。

3. 连续呼吸，然后屏气一两秒钟，感觉气体缓慢上升，扩充至腹部、胸腔。

4. 用力吐气，呼出的时间要比吸入的时间稍微长一些。吐气时腹部凹陷。

如此反复，保持节奏舒缓，深度以自己感觉良好为宜。

中医提示
深呼吸的功效
◎ 增强心、肺功能
◎ 放松神经，舒缓焦虑情绪，促进睡眠
◎ 消除疲劳，调节神经系统
◎ 促进身体排出废气
◎ 扩张血管，降低血压

● 伸一伸懒腰，拉伸肝经能养肝

日常生活中，我们有很多本能的下意识动作，例如伸懒腰，也能帮助我们养肝。这是因为伸懒腰时两臂向上举起，掌根外撑时，人体的五脏六腑及三焦气机都得到了舒展，不仅缓解了胃气，还拉伸了肝经，起到了疏肝气、降肺气的作用。所以，没事的时候不妨伸伸懒腰。伸懒腰时，要全身放松，双手手臂上举，腰背自然拉伸向后微仰。除此之外，还可以变变花样：

前屈后伸

方法： 两腿开立，与肩同宽，双手上举，然后做腰部充分的前屈和后伸各 5~10 次。动作要稳。

功效： 锻炼腰部肌肉，防治脊椎病、腰背酸痛等。

转胯回旋

方法： 两腿开立，稍宽于肩，双手上举，调匀呼吸，以腰为中轴，胯先按顺时针方向做水平旋转运动，然后再按逆时针方向做同样的转动，速度由慢到快，旋转的幅度由小到大，如此反复各做 10~20 次。

功效： 锻炼腰腹，具有瘦身、理气、防止腰肌劳损等多种作用。

● 常咽唾液，养肝抗衰老

中医认为："五脏化五液，心为汗，肺为涕，肝为泪，脾为涎，肾为唾，是为五液。"唾液是脾、肾所化，能渗入血脉，跟随血液进入肝脏，且含有很多有益于人体健康的物质，有促进消化、预防口腔炎症、促进细胞修复、刺激人体造血功能等功效。没事时常咽唾液，对养肝很有助益。

咽唾液的方法和我们时不时吞咽唾液有一些不同，常用的方法主要有：

含漱后缓缓咽下

方法：舌头围绕口腔上下搅动，先左后右，先上后下，依次轻轻搅动各 36 次，然后用舌尖顶住上腭部一两分钟，促使腮腺、舌下腺分泌唾液，待口中唾液满时，鼓起腮帮含漱数次，再小口咽下。

功效：滋润五脏六腑、肢体肌肤，增强消化功能。

三度九咽

方法：坐在凳子上，放松身体，先凝神屏息片刻，轻轻吐气，然后再闭气咬牙，做漱口动作 30 次，漱口时口内会生唾液，等唾液满口时，分 3 次把唾液咽下。如此 3 次。

功效：润泽肌肤，增强肝肾功能，提高身体免疫力。

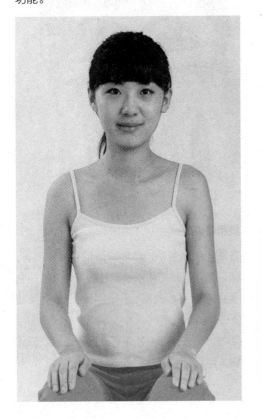

中医提示
频繁咽口水，可能是健康出了问题：
◎ 口腔炎症：龋齿、牙周病、口腔溃疡等口腔炎症，可刺激口水大量分泌。
◎ 神经调节障碍：唾液分泌与神经反射有关，如果神经调节发生障碍，就可能产生不停咽口水的问题。

● 勤做眼保健操，目灵则肝健

中医认为："肝开窍于目。"肝的经脉上联目系，眼睛与肝脏通过经脉相连、相互影响，肝好则目灵，目灵则肝健。我们平时多做眼保健操，不仅能明目亮眼，还能强健肝脏。

转眼操

方法： 闭上眼睛，眼球从右到左、再从左到右各转 5 次，然后突然睁眼，平静端立或坐定，眼睛凝视正下方，缓慢转至左方，再转至凝视正上方，至右方，最后回到凝视正下方，这样，顺时针转 9 圈。再逆时针方向转 6 圈。此为 1 次，共做 4 次。

功效： 锻炼眼肌，提高视神经灵活性，使眼睛灵活自如，炯炯有神。

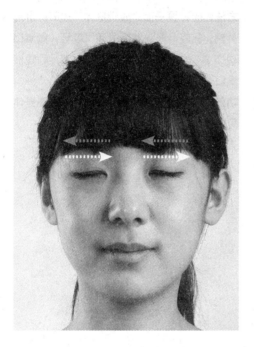 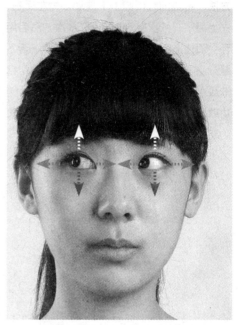

眼呼吸凝神操

方法： 全身放松，双眼平视前方，缓缓吸气，同时眼睛随之睁大，稍停片刻，然后将气徐徐呼出，眼睛也随之慢慢微闭。连续做 9 次。

功效： 锻炼眼肌，缓解眼疲劳。

熨眼保健操

方法： 闭上双眼，然后快速相互摩擦两掌，使之生热，趁热用双手捂住双眼，热散后两手猛然拿开，两眼也同时用劲一睁。反复 3~5 次。

功效： 促进眼部血液循环，促进局部新陈代谢，明目。

● 练练太极拳，疏肝理气防肝病

太极拳是一种姿态优美、动作柔和的运动。打太极拳时，动作轻慢松柔，可使人身心放松，再加上腰部旋转、四肢屈伸等缠绕动作，能对全身的穴位、经络产生不同的牵拉、拧挤和压摩，从而加大经络传导速度和强度，起到疏通经络、调理脏腑气机的作用。练习太极拳时，腰部动作扭转，加上"调息绵绵，气沉丹田"以及深呼吸，能吐故纳新，促进肝肾血液循环，加强肝肾功能。常练太极拳对肝脏的益处良多，但也有"技术要求"：

◎ **动作要缓慢柔和：** 王宗岳《太极拳打手歌》中说："任它巨力来打我，牵动四两拨千斤。"练习太极拳，要以慢动作为主，以节省体力，帮助调和呼吸和意识引导。

◎ **行拳要"松"：** 打太极拳时，肩、胯、手腕、臂、腰、背、胸、腹等都要放松。身体的放松才能使心情放松，同时保证在呼吸运动时，胸腹部肌肉和膈肌运动不会受牵制。

◎ **需要静心：** 打太极拳讲究"用意"，即心要静，心无旁念，注意力要集中。

◎ **动作要协调：** 练习太极拳，由眼神到上肢、躯干、下肢，动作要"完整一气"，前后连贯，绵绵不断。同时，呼吸、意识也要尽量与每个动作相互呼应。

● 每天梳梳头，调畅气血，使人耳聪目明

头是"诸位之首"，汇集人体的重要经脉和40多个大小穴位以及多个反射区，经常梳头可以刺激经脉穴位，能疏通经络、活血化瘀。梳头保健，比平日的梳头方法稍微复杂一些：

第一步：手掌梳头

自然站立，双脚分开，头正项直，两眼平视前方，全身放松，然后用双手两掌心轻轻按前额经鼻、口轻擦至下颌，再转向头后颈部，往上擦过头顶至前额。如此反复36次。

第二步：梳子梳头

采用梳齿圆滑的木梳轻轻梳头发，反复梳100下，梳头时要呼吸均匀、动作柔和。

第三步：提拉梳头

梳头后，右手五指张开，绕过脑后，将手轻轻地放置在头顶上，适当用力向下按压，保持30秒后，再稍用力向上提拉头发，保持30秒即可。如此反复进行5~10次。

● 轻松练瑜伽，保肝保健康

瑜伽能调节压力、减肥瘦身、塑形，因而深受女性的喜爱。其实，瑜伽还能锻炼脊椎，预防和缓解脊椎病、腰背酸痛等不适，还有帮助人疏调肝气、促进气血流通的作用。工作忙碌之余，在家休息时，可以练练瑜伽，以舒活筋骨、调理肝脏。

养肝瑜伽体式 1：前伏式

难度系数：★★

动作要领：

1. 跪坐，双膝并拢，上身挺直，双手于背后合十，两前臂呈一条直线，深吸气。

2. 上身前倾，额头着地，呼气，腹部紧贴大腿。

功效：调理肝脏、肠胃，改善便秘状况，促进排毒。

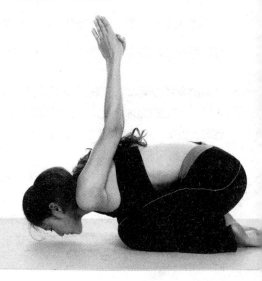

养肝瑜伽体式 2：虎式

难度系数：★★★

动作要领：

1. 取跪姿，双腿并拢，臀部坐在双腿上，脊柱伸直，两手放在膝上。吸气，然后呼气，同时上半身前倾，双手支地，抬高臀部，做爬行的姿势，大腿与小腿保持垂直。

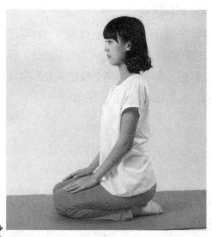
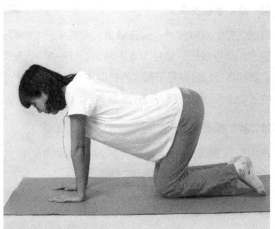

2. 吸气，抬起右腿向后伸直，抬头目视前方。

3. 呼气，头部后仰，右腿缓缓向上抬起，抬至身体的极限；然后收回，吸气。

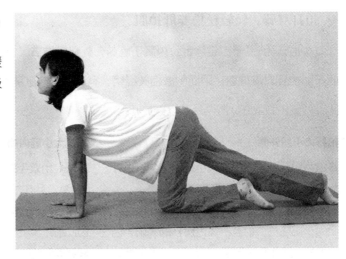

4. 呼气，左腿缓缓向上抬起，抬至身体的极限，再缓缓收回，将右膝向胸前移动，头随之缓缓低下。

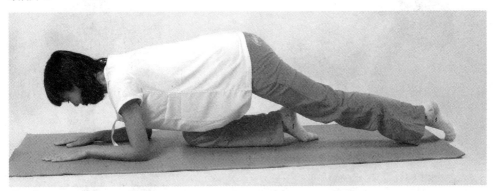

5. 呼气，将右腿尽量向头部方向移动，鼻子尽量靠近右膝盖，脚趾略高于地面，两眼向下看。然后恢复到起始位置，另一侧也如此。重复练习 6 次。

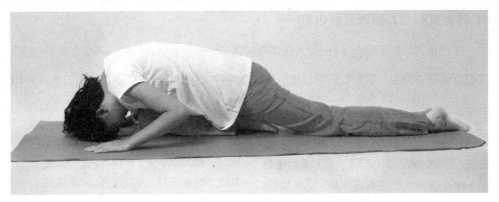

功效：强健肝肾，燃烧髋部和大腿区域的脂肪，美化腿形。

● 拍打双腿，轻轻松松养肝护胆

中医认为："十二经脉者，内属于脏腑，外络于肢节。"经脉分布于人体四肢、头和躯干，内属对应脏腑，因而刺激相关经络，有调理对应脏腑的作用。平时我们可以拍打腿部两侧，刺激肝、胆两经，以养护肝胆。

拍打大小腿外侧

方法： 用双手重力拍击大小腿的外侧，由环跳穴至足外踝。反复拍打数次。

功效： 胆经是沿体侧从头到脚的一条阳经，胆为少阳之气，相当于体内初升的太阳，因此拍打大腿外侧的胆经，能起到利胆的功效。肝胆互为表里，利胆则有利于养肝。

拍打大小腿内侧

方法： 用双手拍打大小腿的内侧，自箕门穴（血海穴上 6 寸）向下拍打至足内踝。

功效： 肝经在腿部的循行集中在大小腿内侧，因此拍打大小腿内侧能疏通肝经，激发肝气，起到养肝的作用。

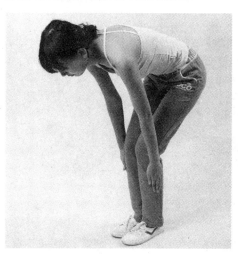 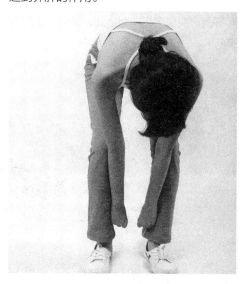

● 睡前安眠功，睡眠好肝也好

中医认为"卧则血归于肝"，人在休息或睡觉时血液会回流肝脏，不仅使肝脏得养，还可促进肝血再生。平时我们可以睡前安眠功来提高睡眠质量，让肝得到更好的休息和濡养。

放松安眠功

方法： 平躺，双手掌心向下，自然叠放于丹田（脐下 3 寸）上，双腿伸直，全身放松，自然呼吸。呼气时意念上升到太阳、百会穴，吸气时意念随气沉降到丹田，同时摒除一切杂念，使大脑放空，慢慢进入梦乡。

功效： 缓解疲劳，减轻压力，帮助入睡。

● 简易拉筋操，拉筋拉出好肝脏

肝主筋，肝之气血充盛，则筋膜得养，筋力强健；反之筋膜强健，肝脏也获益。平时我们可以做一些简单的拉筋操，以活络筋骨、疏通经脉、养护肝脏。

上肢拉筋操

方法：

1.站在门边，双手上举扶住两边的门框，最大限度地伸展双臂。

2.让身体保持与门框平行，头保持直立，全身放松，双眼目视前方。

3.一只脚向前跨出一步，站成弓形步，另一只脚在后，使后面的那条腿尽量伸直。保持这个姿势站立3分钟，然后换腿，也保持3分钟。

功效：拉动肩胛部、肩周围、背部以及相连部分的筋腱和韧带，有效缓解腰背酸痛及肩颈、脊椎疾病。

下肢拉筋操

方法：

1.平躺在床上或地上，两腿尽量向两边水平展开，可请别人帮助拉开腿。坚持5~10分钟。

2.双腿并拢，坐起来，双手抓住脚尖，双腿向两侧尽量打开，膝盖伸直，下肢后面贴地，不要弓起。脊背要挺直，坚持3~5分钟。

功效：以上两个动作，刚开始时，两腿内侧会很酸痛，逐渐延长时间，就会感觉轻松。这两个动作可以拉伸下肢内侧肝经，并带动下肢后侧筋腱，也可锻炼到腰部。

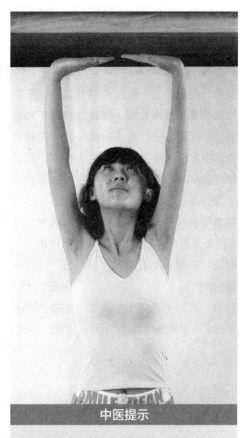

中医提示

患有高血压病、心脏病、骨质疏松症以及长期体弱多病者，练习拉筋操前，需先向医生咨询。

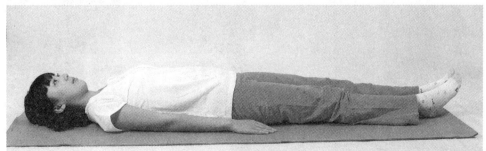

● 练练八段锦，疏肝利胆调气血

自古八段锦就是疏通经络气血、调理五脏六腑的健身功法，其动作简单、柔和，动作的屈伸俯仰配以呼吸，可使人全身筋脉得以牵拉舒展、五脏六腑得以按摩。于肝脏而言，八段锦就是一种很好的调养方法，能刺激肝经，使肝血充盛、肝胆疏泄正常。

第一式：双手托天理三焦

动作： 自然站立，两足分开与肩同宽，含胸收腹，腰脊放松。眼看前方，双手自体侧缓缓举至头顶，十指交叉，然后翻转掌心向上，如托物上举，同时足跟顺势踮起。接着两手分开，两臂内收还原。反复进行。

呼吸： 双臂上举时吸气，下垂时呼气。

功效： 有利于元气和水液上下布散，发挥滋润濡养作用。

第二式：左右开弓似射雕

动作： 左脚向左侧横开一步，身体下蹲呈骑马状，上身挺直，同时右臂曲肘，从胸前握拳，如拉弓弦向右，左手中指和食指竖起，余三指环扣，从右臂内作推弓势向左，左臂随之伸直，头亦左转，目视指尖。左右互换，反复进行。

呼吸： 推弓拉弦时吸气，左右换式时呼气。

功效： 有利于抒发胸气，消除胸闷，并能疏理肝气，治疗胁痛。

第三式：调理脾胃举单手

动作： 右手缓缓上举至头顶，翻转掌心向上，并向右外方用力托举，同时左手做按物姿势，指尖向前。左右互换，反复进行。

呼吸： 上托下按时吸气，互换时呼气。

功效： 牵拉腹腔，对脾胃肝胆起到很好的按摩作用，有助于促进消化吸收。

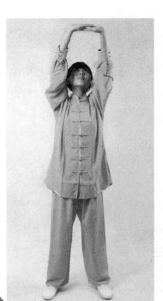 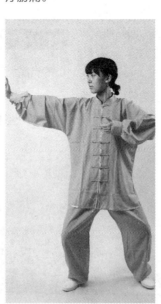 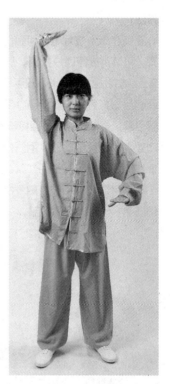

第四式：五劳七伤往后瞧

动作： 自然站立，双脚分开与肩同宽，双手自然下垂，头部微微向右转动，两眼目视右后方，稍微停顿后缓缓转正，再缓缓转向左侧，目视左后方，稍微停顿，再缓缓转正。

功效： 调整颈椎、刺激胸腺，改善大脑对脏腑的调节能力，并增强免疫功能，促进自身的良性调整，改善亚健康。

第五式：摇头摆尾去心火

动作： 双膝下蹲，呈骑马步，两手反按大腿上方，上身缓缓前俯，然后向左、向后，再向右、向前，缓缓作圆环转动，上身由俯而仰，再由仰而俯。转动数圈后，再反方向进行，动作相同。

呼吸： 由俯而仰时吸气，由仰而俯时呼气。

功效： 使肾水得升，心火得降，缓解心烦口疮、失眠多梦、便秘、尿赤等症。

第六式：两手攀足固肾腰

动作： 站立，两腿绷直，以腰为轴，身体向前俯，双手顺势攀在足背上，稍微停顿，然后还原，再反复进行以上动作。

呼吸： 前俯时呼气，还原时吸气，停顿时自然呼吸。

功效： 对生殖系统、泌尿系统以及腰背部的肌肉都有良性刺激作用。

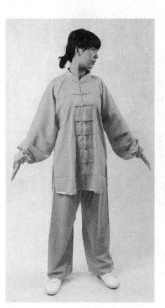
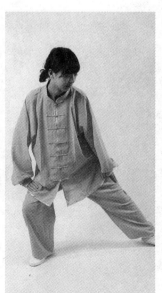
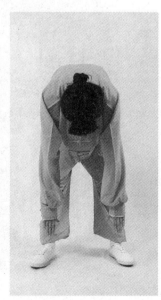

第七式：攒拳怒目增气力

动作：双腿横开，比肩稍宽，双腿弯曲呈骑马步，双手握拳放在腰间，右拳向前方出击，顺势头稍向右转，两眼通过右拳凝视远方，左拳同时后拉。随后收回右拳，击出左拳。反复 10 次左右。

呼吸：击拳呼气，收拳吸气。

功效：刺激肝系经脉，使肝血充盈，肝气疏泄，强健筋骨。

第八式：背后七颠百病消

动作：自然站立，双腿并拢，双手自然下垂，手指并拢，顺势将双腿脚后跟提起，依然保持站立姿势，头用力上顶，停顿数秒，然后将双腿足跟下落着地。反复练习 7 次。

呼吸：提足跟时吸气，落地时呼气。

功效：内可以按摩五脏六腑，外可以舒缓筋骨。

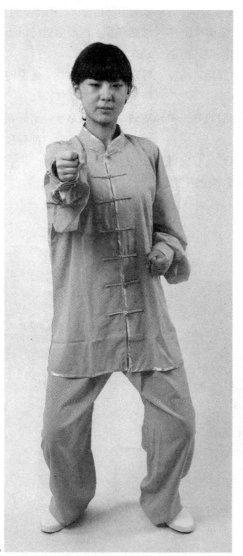

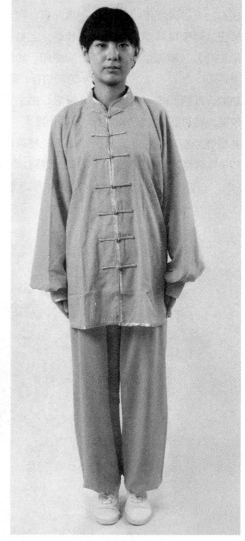

用好经络穴位，轻轻松松护肝

经络穴位与人体五脏六腑紧密相关，每一条经脉都对应着一个脏腑，与肝脏相对应的即为足厥阴肝经。

足厥阴肝经也称肝经，起于足大趾内侧趾甲缘上，沿着足背内侧，上行小腿内侧，再沿大腿内侧循行至腹部，终于肋骨缘期门穴。肝经内属于肝，肝炎、肝硬化、脂肪肝，及胸胁胀满、口苦、心情抑郁或易怒等与肝脏相关的问题，都可以通过刺激肝经来调理。

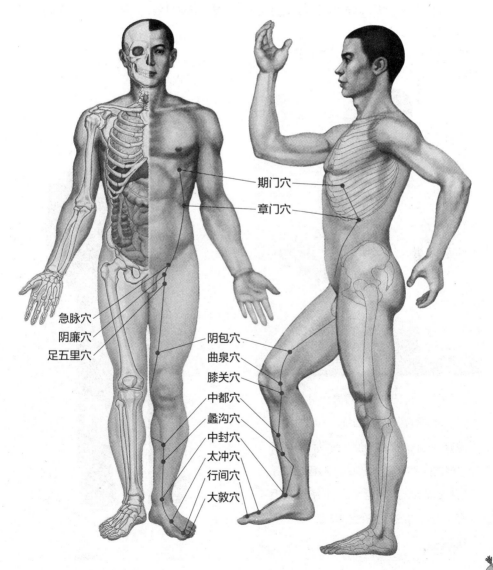

期门穴
章门穴

急脉穴
阴廉穴
足五里穴

阴包穴
曲泉穴
膝关穴
中都穴
蠡沟穴
中封穴
太冲穴
行间穴
大敦穴

● 肝经：疏肝解郁，通经活络

刺激肝经，最常用的方法就是按摩。按摩肝经虽然操作简单，却有疏肝理气、调畅情志的作用。

按揉胸腹，疏肝解郁

方法：对于循行于胸腹部的肝经，可用按揉的方法刺激，由期门穴处沿经络向下揉按。也可将同侧手握空拳，用掌指关节沿着经络揉按。每侧 3~5 分钟。

功效：疏理肝气，活血化瘀，改善腹部脏腑血液循环。

敲打大腿，通经活络

方法：平坐，一条腿平放在另一条腿上，从大腿根部一直敲打到脚部。每侧 3~5 分钟。

功效：疏通肝经，祛除肝火，改善面部气色。

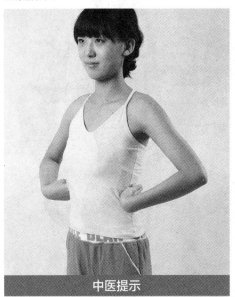

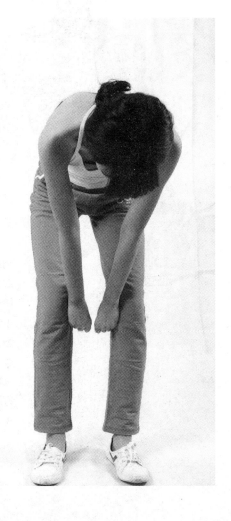

中医提示

肝经经气旺在丑时，即凌晨 1~2 点。理论上讲这时调理肝经最好，但此时我们更应熟睡，以顺应自然。所以我们可在肝经的同名经——心包经（心包经和肝经都是厥阴经，属同名经，二者经气相通）当令的戌时（晚上 19~21 点）揉按肝经。

太溪穴

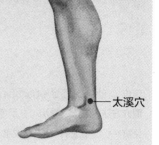

定位： 在踝区，内踝尖与跟腱之间的凹陷中。

取穴方法： 由足内踝尖向后推至与跟腱之间的凹陷处，约在内踝尖与跟腱的中点。

太溪穴

太溪穴是肾经上的原穴。太，大也；溪，溪流也。也就是说，太溪穴可以源源不断地形成滋养人体的肾脏之水。

从表面上看，太溪穴跟肾的健康息息相关，跟肝八竿子打不着，其实它们之间的关系大着呢。肝属木，肾属水，树木需要水的浇灌才能健康成长，所以养肝必须要滋肾阴，而太溪穴正是调动肾脏功能的"灵丹妙药"，经常刺激这个穴位能更好地"滋水涵木"。

刺激太溪穴，最简单的方法莫过于按摩了：用拇指或中指指腹按压太溪穴，每次 5~10 分钟，每日 1 次。

如果用太溪穴滋养肝肾，当推艾灸方法：将艾条放在距离穴位 3~5 厘米的地方，熏灸太溪穴，每侧 15 分钟，至脚踝部有明显的湿热感。

艾的温补、火的热力共同作用于太溪穴，能有效地激发肾经之气，以改善肾精亏虚及肝气不足所致的月经不调、痛经、眩晕、耳鸣、气喘等不适症状。

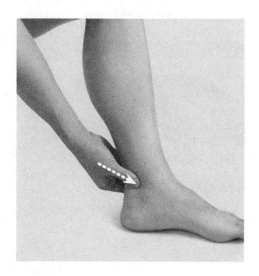

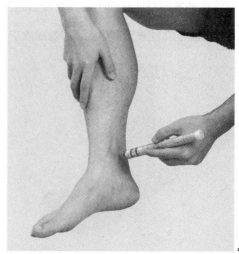

涌泉穴

肝肾同养，活血通络

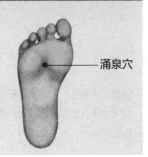

涌泉穴

定位： 在足底，屈足卷趾时足心最凹陷处。

取穴方法： 坐位，卷足，在足底掌心前面正中凹陷处的前方，约略可见脚底肌肉组成的"人"字纹路，涌泉穴就位于"人"字纹的交叉部分。

涌，涌出；泉，泉水。涌泉穴是肾经的重要穴位之一，适当刺激能激发肾经经气，疏通肾经经络，调和肾脏气血，调整和改善肾脏的功能，使人肾精充足、耳聪目明、精力充沛。肝肾同源，调理好肾脏气血，肝血才能充盈。

刺激涌泉穴的好处这么多，每天不妨抽出 10 分钟左右的时间，用拇指按压涌泉穴至感觉酸胀，然后顺时针揉穴位 3~5 分钟，接着按揉另一侧足心的涌泉穴。

血遇寒则凝，凝则不通，不通则痛。很多爱美的女性夏天穿短裙，露着腿吹空调，冬天也是一条薄薄的打底裤配短裙，下肢很容易受风寒侵袭而出现下肢寒冷、疼痛的情况。建议这类女性每天晚上泡泡脚，搓搓足心，可促进腿脚部位的气血循环，赶走寒邪。气血通了，疼痛自然就消失了。也可以用艾灸的方法来刺激涌泉穴：将艾条点燃，对准涌泉穴，距离皮肤 2~3 厘米进行熏烤，每侧 10 分钟，每天或隔天 1 次。艾灸的火力加注，可缓解风寒引起的下肢及关节疼痛，还能改善肝肾不足引起的上眼睑肿胀、小腿和脚踝部浮肿、浑身怕冷等症状。

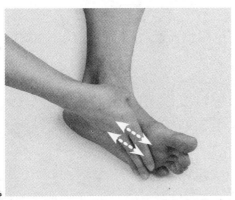

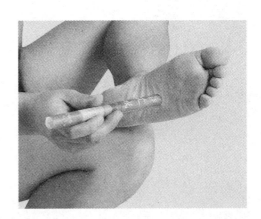

三阴交穴

健脾益血，调肝补肾

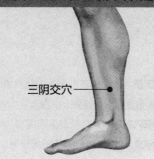

三阴交穴

定位： 在小腿内侧，内踝尖上3寸，胫骨内侧缘后际。

取穴方法： 内踝尖直上4横指（即3寸）处，胫骨内侧面后缘。

三阴，指三条阴经；交，交会。三阴交穴是足太阴脾经、足厥阴肝经、足少阴肾经的交会穴位。经常刺激三阴交穴，可同时调理肝、脾、肾，有健脾和胃、养肝补血、补肾强身等功效，可安神助眠、益血调经，是养肝血极有效的穴位之一。

刺激穴位，最常用的方法就是按摩。按摩三阴交穴的方法也简单：一只手的大拇指弯曲垂直按在左侧三阴交穴位上，其余四指握住足外踝，然后拇指有节奏地一紧一松用力按压，3~5分钟后换右侧进行按压。也可以用叩击的方法刺激三阴交穴：一手握拳，有节奏地叩击对侧三阴交穴20次左右，两侧交替进行。叩击三阴交穴后，双手掌搓热按在三阴交穴上，活血效果更佳。

按摩三阴交穴之后，可点燃艾条，对准穴位进行艾灸，每侧10分钟左右为宜，艾灸的温热能巩固、提升按摩的效果，活血补血的效果更佳。寒凝血瘀所致的痛经、关节疼痛、头痛、手脚冰凉、皮肤瘀斑等问题，都可以用按摩加艾灸三阴交穴的方法来调养，三阴交穴也因此被誉为女性健康的"守护神"。

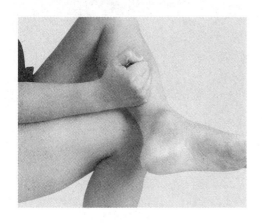

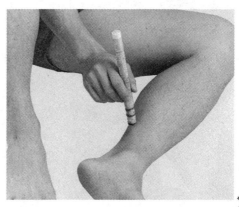

足三里穴

定位： 在小腿前外侧，当犊鼻穴（外膝眼）下3寸，距胫骨前缘一横指（中指）。

取穴方法： 在外膝眼下四指宽，与小腿正中央髌骨外侧交汇处，骨头与肌肉的缝隙里。

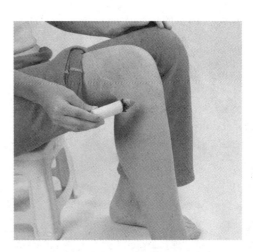

足三里穴

双眼干涩、手脚麻木是肝血虚的初期症状，当发现自己有这些情况时，可以找足三里穴来帮忙：可两拳松握，捶击两小腿上部的足三里穴。或用大拇指按揉足三里，每侧3~5分钟，以感觉酸胀为度。

足三里穴是胃经的要穴。胃是"仓廪之官"，相当于人体的"给养仓库"，胃部的饮食水谷只有及时地消化分解，被人体吸收，才能转化成血液，为肝所藏。所以，调节肝血虚，足三里穴当仁不让。

有的女性不光是肝血虚，还畏寒怕冷，尤其是到了冬天，总觉得手脚冰凉，怎么捂都捂不热。这时，该足三里穴出场了，可在按摩足三里穴的基础上，艾灸穴位，以加强活血补血的效果，同时还能驱寒、通络。艾灸用常规的方法即可，也就是将艾条点燃，在距离穴位2厘米左右的地方，对着穴位熏烤10~15分钟，然后艾灸另一侧。肝血虚造成的夜寐多梦、眩晕耳鸣、面白无华、月经量少等问题，都可以用这个方法来调理。

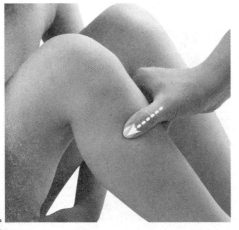

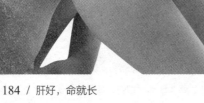

肝俞穴

疏肝解郁，调畅情志

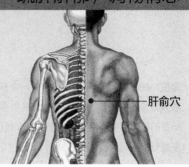

定位： 在脊柱区，第9胸椎棘突下，后正中线旁开1.5寸。

取穴方法： 取坐位，两肩胛骨下角水平线与脊柱相交所在的椎体为第7胸椎，向下数2个椎体即第9胸椎，在其棘突下向两侧量取2横指（1.5寸）即是。

—— 肝俞穴

肝，指肝脏，俞，即输送。肝俞穴虽然是足太阳膀胱经上的穴位，但它与肝脏相应，为肝脉经气转输之处，是肝脏的保健要穴，所有与肝脏有关的病症都在它的主治范围，与肝脏有关的其他问题如情绪问题、眼睛问题，也可通过它来调理。经常刺激肝俞穴，可以治疗肝郁气滞引起的胁肋疼痛、目胀、头晕、胸部憋闷、爱叹息、女性乳房胀痛、月经不调、痛经等问题。

刺激肝俞穴可以采用按揉的方式：用拇指按揉脊椎两侧的肝俞穴100~200次，每天1次。

艾灸的方式也可刺激肝俞穴。将艾条点燃，置于肝俞穴2厘米左右处温和灸肝10~15分钟，每天1次，可促进肝气升发，改善气血循环，对腹痛、心情低落抑郁等有改善作用。

如果肝脏升发太过了，肝火上炎引起眼睛红肿疼痛、眼部发炎、头痛，以及肝炎、黄疸等，也可以找肝俞穴来处理。不过这时需要清肝泻火，宜用刺血拔罐的方法：穴位皮肤消毒后，用三棱针刺肝俞穴3~5个点。然后拔火罐，留罐10~15分钟。

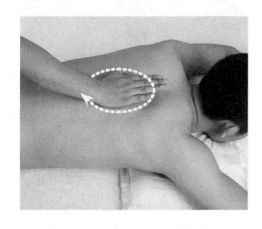

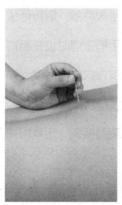

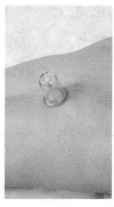

胆俞穴

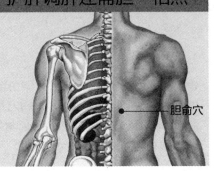

定位： 在背部，第10胸椎棘突下，旁开1.5寸。

取穴方法： 取坐位，两肩胛骨下角水平线与脊柱相交所在的椎体为第7胸椎，向下数3个椎体即第9胸椎，在其棘突下向两侧量取2横指（1.5寸）即是。

—— 胆俞穴

胆俞穴是胆的背俞穴，内应于胆，许多跟胆、胆经有关的问题，如胆囊炎、胆结石、黄疸、口苦等，都可以用胆俞穴来调理。另外，"肝胆相照"，经常刺激胆俞穴，可疏肝解郁、利胆退黄、理气止痛，对肝气郁结之胁痛、腋下肿痛，以及郁而化火所致的口干咽痛、目赤肿痛等，都有不错的改善作用。

有的人清晨醒来时总觉得口苦，这多是由于胆经湿热、胆汁上逆于口所致。此时，可经常点按后背上的胆俞穴，长期坚持，不但能够消除口苦的症状，还有保护胆囊的作用。按摩的方法也很简单：取俯卧位或坐位，让家人用双手拇指同时按在胆俞穴上，向下逐渐用力按压穴位，持续5秒左右，然后抬起拇指，反复进行3~5分钟。也可以自己反手握住胸胁两侧，用食指按压胆俞穴。

刺激胆俞穴，还可以用艾灸的方法：

将艾条点燃，置于胆俞穴穴位上，距离穴位皮肤2~3厘米处进行艾灸，温和灸5~20分钟，以皮肤感觉温热但无明显灼痛感为度，每天艾灸1次。艾灸胆俞穴，有疏通经脉的作用，可改善肝胆郁结所致的胸胁疼痛，以及肝胃不和引起的腹痛、呕吐等症，对胆囊炎、胆结石等胆道疾病也有改善作用。

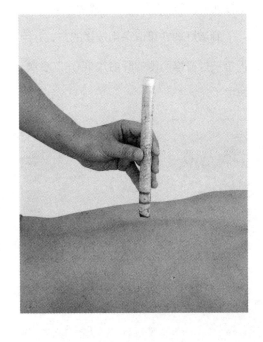

肾俞穴

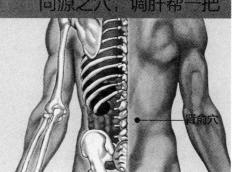

——肾俞穴

定位： 在背部，第 2 腰椎棘突下，旁开 1.5 寸。

取穴方法： 取坐位，与肚脐相对的部位为第 3 腰椎，向上约 2 厘米处即为第 2 腰椎，在其棘突下向两侧量取 2 横指（1.5 寸）即是。

肾俞穴在人体背后，是肾的背俞穴，内应于肾，是调理肝肾的常用穴位。

中医认为，肝肾同源，肾所藏之精气与肝所藏之血可以相互转化。肝藏血，血可以养肝，而肾精又可以化血，所以补肾也就是在补肝。刺激背俞穴，就是补肝肾的常用方法。平时可用双手食指关节按压背俞穴 3~5 分钟，力度由轻渐重，以感觉酸胀为宜。也可以用保健锤敲打肾俞穴，每侧 3~5 分钟。或者每天散步时，双手握空拳，边走边拍打双肾俞穴，每次拍打

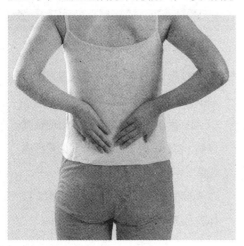

30~50 次。每天坚持，有激发肾气、活血通络的作用，对肝肾不足引起的腰膝酸软、四肢无力、容易疲劳等有很好的改善效果。

肝肾不足、体内有寒气的人常觉得手脚冰凉，稍微着凉就感冒、腹泻，女性朋友还可能痛经、月经不调，像这些情况，可以用擦肾俞穴配合艾灸的方法来调理：

擦肾俞穴：取俯卧位，让家人搓热掌心，把双手放在肾俞穴上，然后一上一下地擦肾俞穴 3~5 分钟，以出现酸胀感、腰部微微发热为度。擦的动作可以让肾俞穴从里面往外发热，既能驱散身体里的寒气，又能激活肾经之气。

艾灸肾俞穴：将艾条点燃，放置在肾俞穴穴位上，距离皮肤 2~3 厘米的地方温和灸 10~15 分钟，以皮肤稍有红晕、不觉得燥热为宜。艾叶本就有温经通络的作用，加上火的热力，可以驱赶体内的寒邪，又能加强激发肝肾之气的效果。

太冲穴

疏肝解郁，清肝泻火

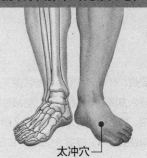

定位： 在足背，第1、2跖骨间，跖骨底结合部前方凹陷中，或触及动脉搏动。

取穴方法： 用手指沿着足大趾和二趾之间向上推，推到推不动的地方稍微向前一点即是。

太冲穴

太冲穴是肝经原穴。原穴是脏腑的元气经过和留止的部位。肝经的经气要从太冲穴向上冲行，因此刺激太冲穴能疏肝气、泻肝火。

有些肝火旺盛或者心情容易郁闷的人，可以尝试多按摩太冲穴：用中指、食指指腹按揉太冲穴10~15分钟，力度以感觉酸胀为宜，或用食指点按太冲穴200次，每天1次。

对于火气比较大的人，还可以用刮痧的方法来泻火：先在太冲穴处皮肤上抹刮痧油，然后用刮痧板的一角在太冲穴上做由前向后的刮拭，直至此处皮肤出现痧点为止。刮痧时对局部皮肤反复刮拭，可以使皮肤毛孔张开，更有利于身体的邪火排出。刮痧太冲穴，有很好的清肝火效果，对肝火上炎引起的眼部红肿刺痛、痤疮等不适症状有很好的调理作用。

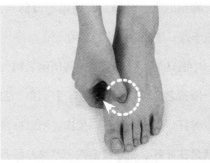

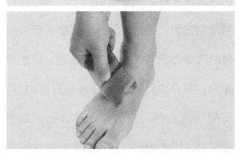

中医提示

刮痧的注意事项

◎ 出痧后30分钟内，不要洗澡；出痧部位不宜对着风扇或空调直吹。

◎ 刮痧后1~2天，局部可能出现轻微疼痛、痒感，属于正常现象；如果疼痛或痒感强烈，应及时就医。

◎ 有凝血功能障碍、皮肤高度过敏、身体较为虚弱等人群不宜刮痧。

行间穴

清肝泄热，疏肝解郁

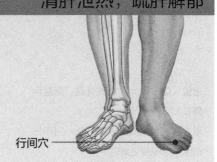

定位： 位于足背侧，当第1、2趾间，趾蹼缘的后方赤白肉际处。

取穴方法： 在第1、2趾蹼缘的后方赤白肉际凹陷中取穴。

行间穴

行间穴是肝经荥穴，"荥"是指小水成流，荥穴主要用于清泻各经热证，阳经主外热，阴经主内热。肝经属阴经，故行间穴主治中风、癫痫、头痛、目眩、目赤肿痛、青盲、口喝等肝经风热所致病症。肝火旺盛的人可以经常刺激行间穴，以清泄肝火、疏肝理气，让血压稳定、心情保持平和。

刺激穴位，最常用的方法就是按摩。按摩行间穴的方法有很多，可用拇指指端垂直下压并揉动穴位2~3分钟，每天2次。也可以用拇指指端按压行间穴5秒钟，压到有酸胀感后，休息5秒钟再按压，一共20下，每天1次。如果懒得用手按，也可以光脚，用一只脚的拇趾去踩另一只脚的行间穴，时不时踩一下也有保健效果。

有些女性朋友性格比较内向，遇到事情总是闷在心里，时间一长就会觉得胸闷、不想吃东西、肚子胀，甚至经常打嗝、叹气，脸色也慢慢变得暗沉发黄，每个月的"老朋友"也受到影响。其实，这些都是肝气郁结的表现，可以艾灸行间穴：可将艾条点燃，置于行间穴上方悬灸10分钟左右，每天1次。经常艾灸行间穴，对肝气郁结所致月经过多、闭经、痛经等妇科病，及胸胁满痛、呃逆、眩晕、皮肤暗沉发黄、色斑等有治疗作用。

对于肝病患者来说，行间穴也是不错的调理穴位，它疏通肝经、调畅气血、改善肝功能的作用，对于缓解病情很有益。

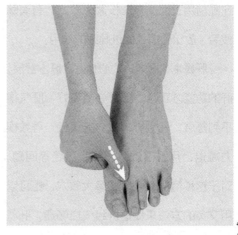

大敦穴

清肝明目，舒展肝气

定位：位于足大趾末节外侧，距趾甲角0.1寸。

取穴方法：在拇趾靠第2趾一侧甲根边缘约2毫米处取穴。

大敦穴 ——

大敦穴是肝经井穴，"井"是源头的意思。按摩此穴能生发肝经气血，达到清肝明目之功效，可使头脑清晰、神清气爽。

现代人生活压力很大，经常加班熬夜，第二天早上起床时常觉得头昏脑涨，没有力气，眼睛也感觉很干涩。肝主疏泄，压力大、工作紧张都会影响肝的疏泄功能，使身体里的气血运行不畅，所以才出现上述症状。这时可用拇指指端强压7~8秒钟，慢慢吐气，重复10次左右，能疏肝活血，缓解烦躁情绪，使头脑变得清醒。也可以在睡前用上面的方法按摩大敦穴，有消除疲劳、放松心情、促进睡眠的作用。

肝属木，喜条达。心情好，肝木舒展，肝的功能才正常。如果心情不好，肝气得不到舒展，就会影响气血的运行，导致视力减退、月经不调、闭经、痛经等问题。对于这种情况，可以按摩大敦穴，也可以用艾灸的方法来促进肝经气血畅通，肝气舒展。肝好了，气血通了，肝气不舒引起的问题也就自然消失了。艾灸的方法也简单：将艾条点燃，置于大敦穴上方悬灸10分钟左右，每天1次。

大敦穴还有一个重要的作用，就是降血压。高血压多因肝的疏泄失调导致的，只有在肝气疏泄正常的前提下，人才能气血平和，心情舒畅。所以心情不好、血压不稳定时，把气发在大敦穴上就好。"发泄"最好的方法就是掐按大敦穴5分钟左右，力度稍重，觉得有胀痛感为宜。

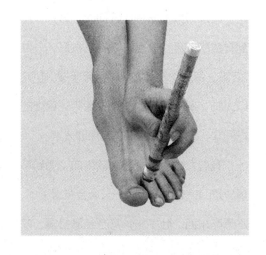

期门穴

疏泄肝胆，保护肝脏

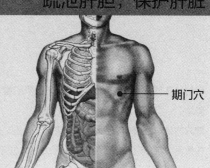

期门穴

定位： 在胸部，第 6 肋间隙，前正中线旁开 4 寸。

取穴方法： 正坐位，在胸部，锁骨中线上，前正中线旁开 4 寸，男性沿乳头向下推 2 个肋间隙（第 6 肋间隙），女性从锁骨中线往下数至第 6 肋间隙处。

期门穴是肝经、脾经的交汇穴，常刺激期门穴，不仅对调理肝病有益，还能健脾，辅助治疗消化系统疾病。

中医认为，肝属木，脾属土，肝木克脾土，肝的疏泄功能对脾胃的消化功能有管控作用。如果肝气郁滞或肝气过旺，就会造成对脾的管理作用太强，时间久了脾的运化功能得不到"施展"，脾气就会委委屈屈地郁结住了。肝脾郁结，最先受影响的就是消化功能，让人出现胸胁胀痛、腹胀、呕吐、胃脘痛、消化不良之类的症状。对于这种情况，可以通过按揉期门穴的方法来改善：用拇指按揉两侧期门穴各 3~5 分钟，每日 1~2 次。按揉期门穴，有疏肝利胆、和胃消食的作用。肝气升发得以，胆汁分泌正常，脾胃受到的"管束"少了，消化动力也就强了。

期门穴对女性乳腺问题、生理周期也有调节作用。期门穴就在乳房的下方，按摩期门穴，有刺激胸部血液循环、舒筋活血的作用，可以改善因肝气郁结引起的乳房疼痛等症状。女子以血为先天，如果肝气不顺、脾胃功能不好，可导致面色萎黄、月经不调，像这样的情况，也可以用上面提到的方法，每天按摩期门穴，以调理肝脾，促使气血充盈、运行顺畅。

刺激期门穴，还有一个很好的方法，那就是拔罐。可用闪火法吸拔期门穴，留罐 10 分钟，每周 2 次，有很好的调肝排毒的作用，对慢性肝炎也有较好的改善作用。

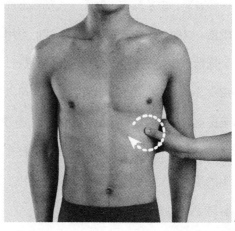

曲泉穴

疏理肝气，滋补肾阴

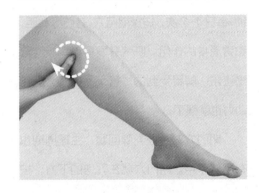

定位： 在膝部，腘横纹内侧端，半腱肌肌腱内缘凹陷中。

取穴方法： 屈膝，在股骨内上髁与半膜肌之间，膝内侧横纹端最明显的肌腱内侧凹陷处即为曲泉穴。

曲泉穴肆属于肝经，曲，木曰曲直，代表肝；泉，即水，肾主水，水代表肾。曲泉是沟通肝肾的要穴，能治肝肾阴虚。此穴又是祛湿热的要穴，对肝经湿热有效。临床上，常用曲泉穴来治疗腹泻、排尿困难、排尿疼痛、尿频、足部疼痛、胫骨痛、月经不调等病症。

现在很多年轻人习惯熬夜，夜晚本是养阴排毒的时候，不休息会伤阴，也会影响到肝脏的修复和排毒。熬夜时又常与电脑、手机相伴，"久视伤血"，也是伤阴的一种表现。总是熬夜，时间一长就会造成阴虚。这时，该曲泉穴出马了，我们可用大拇指垂直按压曲泉穴，双侧同时进行，每次5~8分钟，每日早晚各1次，也可以手握空拳，同时轻轻敲打两侧曲泉穴3~5分钟，每天1~2次，有疏肝理气、滋补肾阴的功效，对肝肾阴虚所致的头晕目眩、容易疲劳、肢体麻木等有改善作用。

有的女性朋友常被痛经问题所困扰。"通则不痛，通则不痛"，痛经多跟气滞血瘀有关。气血凝滞，把经血出入的通道给堵住了，而经血又不甘心，想方设法地要出去，不停地"冲撞"堵住的地方，这样能不疼吗？还好有曲泉穴，它有疏肝理气的作用，我们可以用艾灸的方法来刺激：用艾条艾灸双腿曲泉穴，每侧10分钟，每日1次。艾灸的温热和火力有活血通经之效，配以曲泉穴的疏肝理气之功，可使人体气机调畅、气血运行顺畅。气血运行无阻，通道里的瘀血也被"清理"了，经血如常而下，痛经也就自然消失了。